Marlies Schrons: *CLA – das Fitness-Fett*

VAK CONCEPT

Marlies Schrons

CLA – das Fitness-Fett

Ideal für Fettabbau, Muskelaufbau, Stoffwechsel

Illustriert von Britta van Hoorn

VAK CONCEPT

VAK Verlags GmbH
Kirchzarten bei Freiburg

Vorbemerkung des Verlags

Dieses Buch dient der Information über Möglichkeiten der Gesundheitsvorsorge und Selbsthilfe. Wer sie anwendet, tut dies in eigener Verantwortung. Autor und Verlag beabsichtigen nicht, Diagnosen zu stellen und Therapieempfehlungen zu geben. Die Informationen in diesem Buch sind nicht als Ersatz für professionelle medizinische Behandlung bei gesundheitlichen Beschwerden zu verstehen.

Bibliografische Information der Deutschen Bibliothek

Die Deutsche Bibliothek verzeichnet diese Publikation in der Deutschen Nationalbibliografie; detaillierte bibliografische Daten sind im Internet über http://dnb.ddb.de abrufbar.

VAK Verlags GmbH
Eschbachstraße 5
79199 Kirchzarten
Deutschland
www.vakverlag.de

Lektorat: Nadine Weber
Umschlag: Hugo Waschkowski, Freiburg
Illustrationen: Britta van Hoorn, Hamburg
Satz und Druck: Friedrich Pustet GmbH, Regensburg
Printed in Germany

ISBN 3-935767-52-8

Inhalt

CLA: Warum ein Fett fit macht

In Zeiten, in denen die Kühltheken im Supermarkt mit Light-Produkten gefüllt sind und Kochbücher für fettfreies Kochen zu Bestsellern werden, können Lebensmittel mit natürlichem Fettanteil nur selten die Verbrauchergunst für sich gewinnen. Denn Vollmilch mit hohem Fettgehalt und gut durchwachsenes Rindfleisch gelten als ungesunde Dickmacher.

Doch es gibt ein Fett, das mit diesen Vorurteilen aufräumt – konjugierte Linolsäure, kurz: CLA (Conjugated Linoleic Acid). CLA arbeitet im menschlichen Körper nachweislich nicht für, sondern gegen die Fettpölsterchen und verfügt über zahlreiche weitere gesundheitsfördernde Eigenschaften.

Die Fettsäure, die vorwiegend in Fleisch und Milchprodukten von Kühen, Schafen und Ziegen vorkommt, stärkt die Immunfunktionen und unterstützt die Zellen bei der Abwehr von schädlichen Stoffen. Außerdem weisen viele Untersuchungsergebnisse auf einen Zusammenhang zwischen CLA und dem Krankheitsgeschehen bei Arteriosklerose, Krebs und Diabetes hin.

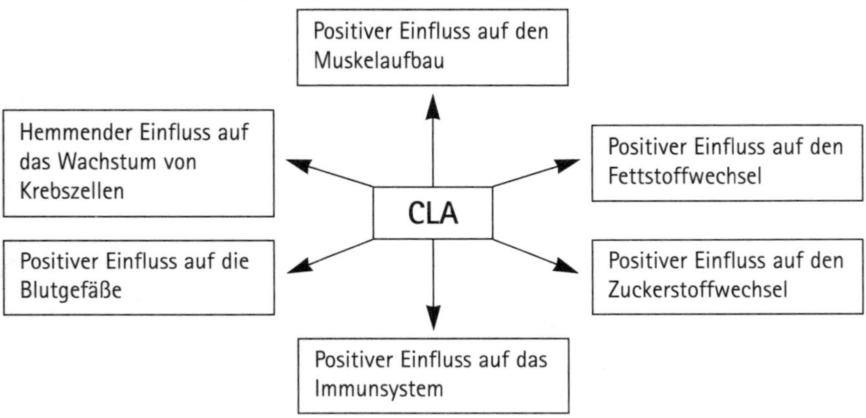

Im Jahr 1978 wurde Michael Patrizia von der Purdue Universität in Wisconsin, USA, als Erster auf das „Wunderfett" aufmerksam. Er fand heraus, dass in gegrilltem Fleisch von Hamburgern eine Substanz vorhanden sein muss, die antimutagene Eigenschaften aufweist. Da Mutationen auch bei der Krebsentstehung eine Rolle spielen, wollte er diesen Krebs hemmenden Inhaltsstoff genauer untersuchen. Es dauerte nahezu ein Jahrzehnt, bis er die Substanz isolieren und sie als CLA identifizieren konnte. Seither beschäftigen sich zahlreiche Forschungsgruppen in der ganzen Welt mit den gesundheitsfördernden Wirkungen dieser außergewöhnlichen Fettsäure.

Doch um von diesen Vorteilen profitieren zu können, müssten wir viel mehr CLA mit der Ernährung aufnehmen. Da die Fettsäure aber naturgemäß im Fettanteil von Fleisch und Milchprodukten enthalten ist, heutzutage jedoch eine fettarme Ernährung als erstrebenswert gilt, nehmen Frauen durchschnittlich lediglich 350 mg CLA pro Tag auf, Männer etwa 480 mg. Eine gesundheitsfördernde Wirkung ist jedoch erst mit der ungefähr 10-fachen Menge zu erzielen (Fritsche 1998).

Um mehr CLA aufzunehmen und so beispielsweise den Muskelaufbau zu fördern oder eine Diät wirkungsvoll zu unterstützen, greifen viele Menschen mittlerweile zu CLA-Präparaten. Diese sind Gemische aus mehreren Varianten des CLA-Moleküls, die bei der Aufarbeitung von Pflanzenölen entstehen. Als Quelle dienen Sonnenblumen- oder Distelöl. Ob diese CLA-Gemische, in Pulver- oder Kapselform, in ihrer Wirkung der natürlich vorkommenden CLA entsprechen, wird in der Fachliteratur noch diskutiert.

Auf jeden Fall lohnt es sich, diese interessante Fettsäure genauer kennen zu lernen. Die folgenden Seiten geben Ihnen einen Überblick über den aktuellen Wissensstand und die bemerkenswerten Eigenschaften von CLA – dem Fitness-Fett aus der Natur.

Die Ernährung: Quelle der Gesundheit

Der Volksmund sagt: „Der Mensch ist, was er isst". Und damit hat er Recht. Schon in frühesten Schriften, wie bei Hildegard von Bingen (Causae et curae), wird auf die Bedeutung gesunder Ernährung hingewiesen. Doch erst seit Mitte des 20. Jahrhunderts haben Wissenschaftler mit ihren Erkenntnissen zum besseren Verständnis der Zusammenhänge zwischen Ernährung und Gesundheit beigetragen. Dazu gehört auch Michael Patrizia, der die konjugierte Linolsäure entdeckte (Ha 1987). Seit diesen „Pioniertagen" ist unser Wissen und Verständnis über die Funktionen von Nährstoffen und CLA in unserem Organismus gewachsen.

Doch im Gegensatz zu unserem Wissensstand, sind die Funktionen und Bedürfnisse unseres Körpers auf dem Stand eines Neandertalers geblieben. Denn das bewährte und komplexe Zusammenspiel der Organe und Stoffe in unserem Körper hat sich im Lauf der Evolution nicht verändert.

Vielmehr gewinnt unser Stoffwechsel in idealer Weise seine Energie aus Lebensmitteln, die unmittelbar der Natur entnommen und nicht in irgendeiner Weise verändert wurden. Zum Beispiel erfreut sich unser Körper überhaupt nicht an süßen Getränken wie Limonade, viel lieber sind ihm ein Glas Biomilch und ein Apfel. Auch Currywurst mit Pommes frites oder Sahnetorten sind, so lecker sie auch schmecken mögen, für die Verdauung ein Gräuel. Schlichte Mahlzeiten, Kartoffeln, Bohnengemüse, ein Schluck Wasser oder Milch hingegen bieten dem Organismus alles, was er braucht: Vitamine, Mineralstoffe, Aminosäuren, mehrfach ungesättigte Fettsäuren, pflanzliche Stoffe (so genannte Bioflavonoide) und noch vieles mehr.

Das zeigt: Unser Körper ist immer noch darauf ausgerichtet, eine Ernährung, wie sie vor Tausenden von Jahren bereits üblich war, zu verarbeiten, z.B. Fleisch, Milch von Kühen, die auf der Weide gehalten werden, und Vollkornprodukte ohne Zuckerzusätze. Die Fette und komplexen Kohlenhydrate in diesen naturbelassenen Produkten werden im Darm langsam zersetzt und können vom Körper gut verarbeitet werden, beispielsweise um einen gleich bleibenden Blutzuckerspiegel zu halten.

Moderne Ernährung: eine Herausforderung für den Körper

Ganz anders sieht es mit unseren heutigen Ernährungsgewohnheiten aus: Ein Schokoriegel überschwemmt den Körper mit kleinsten Zuckermolekülen (Glukose). Die Folge ist, dass der Blutzuckerspiegel schlagartig erhöht wird und die Insulinproduktion rasant ansteigt. Der hohe Insulinspiegel bewirkt, dass die Glukose rasch in die Zellen aufgenommen wird – aber diese hohen Schwankungen können dazu führen, dass der Körper auf das Insulin nicht mehr so sensibel reagiert. Der Mediziner spricht dann von einer Insulinresistenz, die häufig im Vorfeld einer Diabetes-Erkrankung auftritt.

Es gibt noch viele weitere Beispiele dafür, dass sich die Ernährung des modernen Menschen deutlich von der Kost entfernt hat, auf die er seinem genetischen Bauplan und seinem Stoffwechsel zufolge eingestellt ist. Doch nur wenige wissen, dass Fastfood mit geringem Nährstoffgehalt, schadstoffbelastete Lebensmittel und Umwelteinflüsse den Körper mehr belasten, als sie ihm zur Unterstützung anbieten können. Beispielsweise erfreut eine Mahlzeit bestehend aus Pizza und einer süßen Nachspeise lediglich einige Geschmackszellen auf der Zunge – aber die restlichen Zellen unseres Körpers haben kaum etwas davon. Für den Stoffwechsel bleiben lediglich ein paar kümmerliche Vitamine, zu wenige Spurenelemente, ungeeignete Fette. Der große Rest wird im Darm zum Nährboden für Viren, Pilze, Bakterien und andere Parasiten. Ein solches Essen verdient kaum die Bezeichnung Ernährung.

Ganz anders zeigt sich der Nährwert eines Apfels. Zwar stecken auch in ihm Zuckerstoffe, aber diese sind komplex zusammengesetzt. Der Körper benötigt etwas mehr Zeit, um daraus Glukosemoleküle freizusetzen. Dadurch steigt der Blutzuckerspiegel nur moderat an und es treten nicht so hohe Schwankungen auf. Außerdem ist ein Apfel ein Nährstoffpaket aus der Natur, dessen gesundheitlicher Wert von Snacks & Co. kaum übertroffen werden kann. In ihm stecken neben dem Zucker schließlich viele Vitamine, Mineralstoffe, Ballaststoffe, Eiweiße und essenzielle Fettsäuren.

Wenn wir also in einen Apfel beißen, schüttet die Bauchspeicheldrüse das Hormon Insulin aus. Es schleust Glukose, die kleinste Kohlenhydrateinheit, in die Zellen ein und kurbelt damit den Stoffwechsel an. Die Körperzellen reagieren auf die erhöhte Insulinausschüttung der Bauchspeicheldrüse mit der Bereitschaft, Aminosäuren, Fettsäuren und andere Nährstoffe aufzunehmen. Nerven und Gehirn erhalten somit wohl dosiert die für sie so wichtige Glukose, Muskeln bekommen Vitamine und Nährstoffe geliefert und gleichzeitig wird der Körper auch noch mit einer Portion gesunder Flüssigkeit für den Stoffwechsel versorgt. Der Satz „An apple a day keeps the doctor away“ ist aus ernährungsphysiologischer Sicht also zweifelsohne richtig.

Das Beispiel des Apfels zeigt, wie komplex das Zusammenspiel der Organe und Stoffe im Körper ist. Und genauso wie der Apfel mehr als nur Vitamine zu bieten hat, beeinflusst eine Fettsäure wie CLA nicht nur den Fettstoffwechsel, sondern auch das Blutbild, das Immunsystem und die körpereigene Abwehr gegen schädliche Stoffe.

CLA – die kaum bekannte Fettsäure

Milch gilt als eines der gesündesten Lebensmittel, das den Menschen zur Verfügung steht. Sie enthält zahlreiche Mineralien und Vitamine, die der Entstehung von Herz-Kreislauf-Erkrankungen, Diabetes und Bluthochdruck entgegenwirken. Außerdem enthält Milch wichtige Eiweißstoffe, die es uns ermöglichen, weitere Mikronährstoffe, z. B. Vitamine, aufzunehmen. Doch neueste Untersuchungen haben gezeigt, dass es noch einen weiteren wesentlichen Grund gibt, warum Milch so gesund ist: ihr Gehalt an konjugierter Linolsäure (CLA).

Konjugierte Linolsäure (englisch = *conjugated linoleic acid*) steht nicht nur für eine bestimmte Fettsäure, sondern für mehrere Varianten, die so genannten Isomere. Ausgangsstoff der CLA ist die Linolsäure, eine langkettige Fettsäure, mit 18 Kohlenstoffatomen, die in Pflanzen vorkommt.

Die wichtigste und am häufigsten vorkommende Form von CLA ist die *cis 9, trans 11-CLA* (vgl. Abbildung). Ihr wird die größte biologische Wirksamkeit zugeschrieben. Daneben scheint eine weitere Form (*cis 10, trans 12-CLA*) von erheblicher Bedeutung zu sein, besonders für Aufbauprozesse wie den Muskelaufbau im Körper. Insgesamt sind bis zu 20 verschiedene CLA-Isomere nachgewiesen worden.

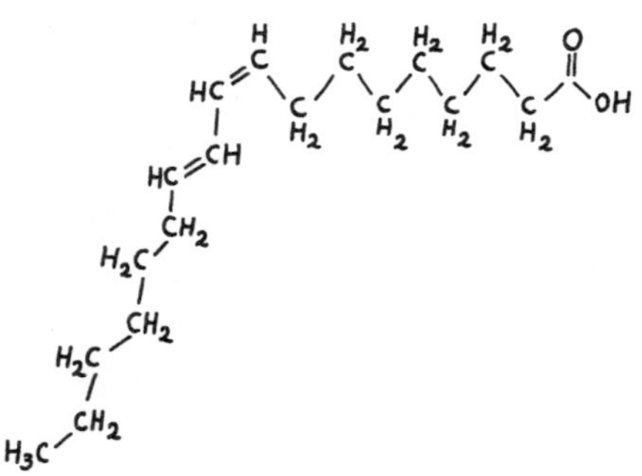

cis 9, trans 11-CLA

Diese „Abkömmlinge“ der Linolsäure haben in den letzten Jahren beachtliches wissenschaftliches

Interesse gefunden. Neben der Krebs hemmenden Wirkung schützt CLA vor arteriosklerotischen Veränderungen am Herzen und beeinflusst den Zucker- und Fettstoffwechsel. Eine weitere wichtige Eigenschaft von CLA ist die positive Beeinflussung der Körperzusammensetzung: Der Anteil an Fett wird reduziert und der Anteil an Muskelmasse nimmt zu.

Woher kommt CLA?

Unser Körper kann CLA nicht selbst bilden. Der schützende Stoff entsteht im Magen von Kühen, wenn sie Gräser fressen, die Linolsäure enthalten. Bakterien im Pansen wandeln diese dann in die für uns gesundheitsfördernde Form um. CLA sind folglich pansenspezifische Fettsäuren, die deshalb im englischen Sprachraum auch als „ruminic acids“ (Pansensäuren) bezeichnet werden. Die Bakterien im Magen der Rinder sind besonders aktiv, wenn die Tiere auf der Weide gehalten werden – denn frisches Gras enthält besonders viele Linolsäuren. Außerdem beeinflussen Fasergehalt, Stärkegehalt und pH-Wert des Weidegrases die Aktivität der Bakterien.

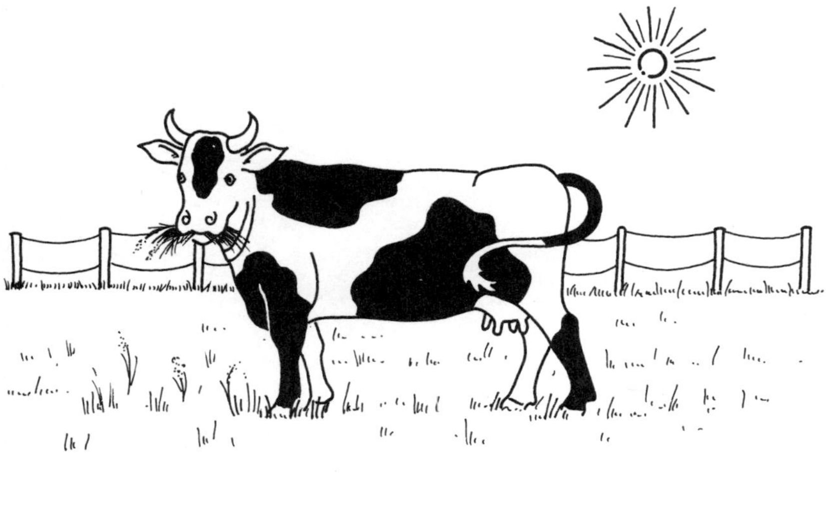

Doch nicht nur im Magen von Kühen wird CLA gebildet. Auch Schafe und Ziegen verfügen über die Enzyme des Bakteriums Butyrovibrio fibrisolvens, die für die Synthese der CLA notwendig sind. Enzyme sind kleine „Biokatalysatoren“, die Stoffwechselvorgänge beschleunigen und erleichtern.

Die Bakterien im Pansen sind deshalb so wichtig, weil Säugetierorganismen, z.B. Menschen, Kühe und Schafe, selbst keine langkettigen ungesättigten Fettsäuren herstellen können. Doch wir Menschen haben keinen Pansen und diese Bakterien nicht im Magen. Also kann unser Körper keine CLA bilden – auch wenn frisches Gras auf dem Speiseplan stünde. CLA ist daher eine essenzielle Fettsäure. Das heißt, sie muss über die Ernährung, insbesondere über Fleisch- und Milchprodukte von Wiederkäuern, aufgenommen werden.

Der Weg der CLA im Körper

Wie aber kommt CLA aus der Milch oder dem Fleisch an die richtigen Stellen und in richtig aufbereiteter Form in unseren Körper? Ein komplizierter Verdauungsvorgang macht das möglich: Konjugierte Linolsäure liegt in den Lebensmitteln nicht als freie Fettsäure vor, sondern ist in der Regel in ein Fettmolekül eingebunden. Diese Neutralfette (so genannte Triglyzeride) machen den Großteil aller Nahrungsfette aus und bestehen aus Glyzerin und Fettsäuren, wobei jeweils drei Fettsäuren einem Molekül Glyzerin angelagert sind. Sie sind das Speicherfett, das die Depots im Körper auffüllt und auch im Pflanzenöl enthalten oder an Fleischstücken zu sehen ist.

Die Verdauung der Lebensmittel, in denen auch diese Fette enthalten sind, beginnt schon beim Anblick. Denn wenn wir ein Glas Milch oder ein Stück Fleisch auf dem Teller sehen, signalisieren unsere Augen dem Gehirn, dass sich der Körper auf die Verdauung vorbereiten soll. Und schon läuft uns das Wasser im Mund zusammen – um den ersten leckeren Bissen mit Speichel flüssiger zu machen.

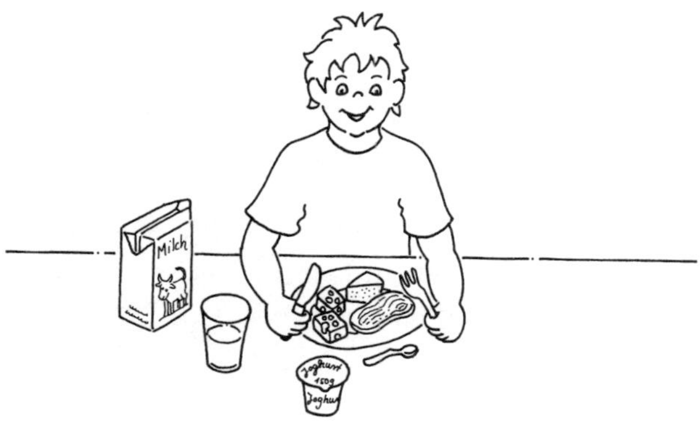

Die Reise der CLA beginnt im Mund

Beim Kauen wird die Nahrung grob zerhackt. Gleichzeitig beginnen Enzyme aus dem Speichel, die in der Nahrung enthaltene Stärke zu spalten. Gut gekaut und mit Verdauungssäften angereichert geht es weiter durch die Speiseröhre in den Magen. Die Muskeln um die Speiseröhre unterstützen das Vorwärtskommen, indem sie sich wellenförmig zusammenziehen und entspannen, dieser Vorgang wird Peristaltik genannt.

Im Magen geht es rund

Täglich produzieren wir etwa zwei Liter Magensaft, der im Wesentlichen aus stark verdünnter Salzsäure besteht. Unsere Magenwand ist dagegen gut geschützt, aber den mit der Nahrung aufgenommenen Bakterien bekommt das Säurebad schlecht. Die Nahrung wird so durch die Säure sterilisiert, gleichzeitig werden Fette, wie CLA, sowie Eiweiße aus ihr gelöst und aufgespalten. Je nachdem, wie schwer oder leicht verdaulich die Nahrung ist, dauert die Magenpassage ein bis neun Stunden. Ein Schnitzel mit Pommes frites liegt uns – buchstäblich – viel länger und schwerer im Magen als ein frischer Salat mit einer Scheibe Knäckebrot.

Eine wichtige Durchgangsstation für die Fettverdauung: der Zwölffingerdarm

Durch den Pförtner, auch Pylorus genannt, gelangt der Speisebrei portionsweise in den Dünndarm. Im ersten Abschnitt, dem Zwölffingerdarm, bearbeiten die Enzyme aus der Bauchspeicheldrüse und die Gallensäuren die Nahrung. Die Fettverdauung findet überwiegend in diesem Darmabschnitt statt.

Hier muss das Fett zunächst mit Hilfe von Gallensäure

emulgiert, das heißt gelöst werden, wodurch sehr viele und winzig kleine Fettpartikel entstehen. Dies ist für den nächsten Schritt der Fettverdauung notwendig: die Aufspaltung der Fette. Die Fettkügelchen bilden eine sehr große Angriffsfläche für die fettspaltenden Enzyme der Bauchspeicheldrüse, die Pankreaslipasen. Unter dem Einfluss dieser Enzyme erfolgt nun die so genannte Hydrolyse des Fettes, das bedeutet, dass jetzt aus den Triglyzeriden einzelne Fettsäuremoleküle herausgelöst werden.

Was geschieht mit den Spaltprodukten der Nahrungsfette?

Diese Spaltprodukte werden in die Dünndarmzelle, die Mukosa, eingeschleust. Für diesen Vorgang müssen zunächst Mizellen gebildet werden. Das sind kugelige Molekülkomplexe, deren wasserlösliche Anteile nach außen und fettlösliche Anteile nach innen gerichtet sind. Für die Mizellenbildung werden vom Körper wieder Gallensäuren genutzt, da diese wasser- und fettlösliche Komponenten besitzen. Bei der Umhüllung der einzelnen Fett-Spaltprodukte stellen die Gallensäuren ihre wasserlösliche (hydrophile) Seite wie ein Igel seine Stacheln nach außen. Im Inneren der Mizelle befinden sich nun die fettlöslichen Bestandteile: Cholesterin, CLA, weitere Fettsäuren sowie alle fettlöslichen Nährstoffe wie die Vitamine A und E. So sind diese wichtigen Stoffe gut geschützt und können, wie in kleinen U-Booten, im Darm fein verteilt und ohne zu verklumpen vom Körper aufgenommen werden.

Wie wird das Fett weitertransportiert?

Die Mizellen „docken" an die Dünndarmzellen an, um die fettlöslichen Nährstoffe über die Darmwand in den Blutkreislauf einzuschleusen. Die Mizelle entlädt ihren Inhalt in die Zellen, die

Gallensalze belässt sie jedoch im Darm. Diese bilden entweder neue Mizellen oder werden ausgeschieden. Deshalb muss die Leber Gallenflüssigkeit auch immer wieder neu produzieren.

Was passiert mit dem fettreichen Inhalt der Darmzellen?

In den Oberflächenzellen des Dünndarms werden die Fettbestandteile wieder zu Triglyzeriden zusammengesetzt. Da in der Zelle, genauso wie im Darm, Wasser und Fett aufeinander treffen, stellt sich ein erneutes Transportproblem. Die Natur bedient sich an dieser Stelle jedoch eines anderen Tricks – und zwar in Form von Lipoproteinen. Ein relativ großes Eiweißmolekül (Eiweiß ist wasserlöslich) nimmt kleine Fettmoleküle auf. Diese „Huckepack"-Gemeinschaft wird als Lipoprotein bezeichnet und kann sich im wasserlöslichen Milieu der Mukosa frei bewegen. Nach und nach vergrößert sich das Lipoprotein durch Anlagerung weiterer Fettmoleküle, bis es zu einem so genannten Chylomikron angewachsen ist. Wie die Mizellen sind diese Eiweiß-Fett-Verbindungen wasser- und fettlöslich. Von der Darmzelle aus werden die Chylomikronen dann in den Lymphstrom des Körpers eingeschleust, mit dem sie in den so genannten Milchbrustgang gelangen, ein in der Brusthöhle verlaufender Kanal, der vorwiegend Lymphe aus der unteren Körperhälfte aufsammelt. Der Weg der CLA, zusammen mit den Lipoproteinen, geht weiter in die Vene unterhalb des linken Schlüsselbeins und führt letztlich über das Blut in die Leber. Von hier aus gelangt CLA zu den Muskeln, in die Gefäße und zu den Lymphknoten.

Der längste Weg: der Dünndarm

Durchschnittlich haben die Enzyme im Zwölffingerdarm für den Fettabbau nur eine Stunde Zeit. Danach geht es mit dem Rest der Nahrung in die verschlungenen Abschnitte des bis zu sechs Meter langen Dünndarms. Immer wieder fließen Verdauungssäfte in diesen Bereich ein, andererseits wird dem Dünndarm dort auch Flüssigkeit mit den darin gelösten Nährstoffen entzogen. Insgesamt durchlaufen diesen kleinen Kreislauf sieben bis neun Liter Flüssigkeit.

Damit alle Nahrungsbestandteile gut vermischt an die Darmoberfläche gelangen und vom Körper aufgenommen (resorbiert) werden können, zieht sich die Darmmuskulatur regelmäßig zusammen. Mehrere Stunden lang wird alles geknetet, herumgewirbelt sowie vor und zurück geschoben. Erst danach geht es zur nächsten Station – dem Dickdarm.

Gesunde Symbiose im Dickdarm

Der Name ist Programm: Im Dickdarm wird der Nahrung möglichst viel Flüssigkeit zusammen mit den gelösten Vitaminen, Mineralstoffen und Spurenelementen entzogen – und so „eingedickt". Außerdem ist dieser Darmabschnitt deutlich dicker und kürzer als der Dünndarm. Doch nicht nur die Form und die Funktion, auch die „Bewohner" zeichnen diesen Abschnitt des Verdauungstraktes aus. Eine enorme Anzahl sehr unterschiedlicher Bakterien wandelt die unverwertbaren Teile der Nahrung durch Fäulnis- und Gärungsprozesse zu dem um, was wir als Stuhlgang bezeichnen. Ein wichtiger Nebenaspekt: Bei der Arbeit der Kolibakterien im Darm werden auch Vitamine erzeugt, z. B. Vitamin K und B1, die für unseren Körper lebenswichtig sind.

Was geschieht mit der CLA im Körper?

Mittlerweile ist die CLA schon längst in den verschiedenen Organen oder in der Leber angelangt. Sie wird für den

Weitertransport im Blut wieder in Transportproteine (Lipoproteine) gepackt und zu verschiedenen Körperzellen, in das Fettgewebe oder zu den Muskelzellen geschickt. Hier dient sie dem Aufbau von Zellbestandteilen, z.B. Membranen, oder als Speicherfett oder Energielieferant.

Aufgrund ihrer besonderen Eigenschaften und der Verteilung im ganzen Körper kann CLA in den Organen ihre positiven Wirkungen entfalten und so zu unserer Gesundheit beitragen.

CLA und das Körpergewicht

Konjugierte Linolsäuren unterstützen die Funktionen des Körpers aufgrund ihrer vielen gesundheitsfördernden Eigenschaften. Dazu zählt unter anderem die positive Beeinflussung der Körperzusammensetzung. Der Anteil an Fett wird reduziert und der Anteil an Muskelmasse nimmt zu. Doch wie kann es sein, dass eine Fettsäure, die über Milchfett oder über gut durchwachsenes Fleisch aufgenommen wird, den Fettanteil im Körper vermindert?

CLA scheint nach heutigen Erkenntnissen zweifach zur Fettreduktion beizutragen. Einerseits beeinflusst CLA die Einlagerung von Fett in die Fettzellen, andererseits beeinflusst sie die Muskelzellen, in welchen die Fettverbrennung und Energiegewinnung für die Muskelfunktion stattfindet.

Die ungeliebten Fettpölsterchen

Fettzellen sind über den ganzen Körper verteilt. Ganz unauffällig können sie in kleinen Gruppen den Organen angelagert sein, z.B. der Leber. Deutlich sichtbarer sind hingegen die ungeliebten Pölsterchen mit gut gefüllten Fettzellen im Unterhautfettgewebe und im Bindegewebe. Betrachtet man eine Fettzelle unter dem Mikroskop, so erkennt man im Inneren einen dicken Fetttropfen, am Rand der Zelle liegt der Zellkern. Wird mehr Fett aufgenommen, als der Körper für den Grundumsatz benötigt, speichert der Körper das überschüssige Fett in den Fettzellen. (Sie können ihr Volumen verdreifachen!) Sind alle Fettzellen „gefüllt" und werden weitere Fettspeicher benötigt, bildet unser Körper einfach neue Fettzellen. Was so leicht klingt, ist aber ein gewichtiges Problem: Einmal gebildete Fettzellen bleiben ein Leben lang bestehen! Zwar schrumpfen sie beim Abnehmen, aber sie bilden gleichzeitig ein Enzym, dass die Fetteinlagerung erleichtert, wenn wieder mehr Energie zur Verfügung steht. Das ist ein Grund dafür, dass der Körper nach einer Diät meist schnell wieder zu seinem Ausgangsgewicht zurückkehrt.

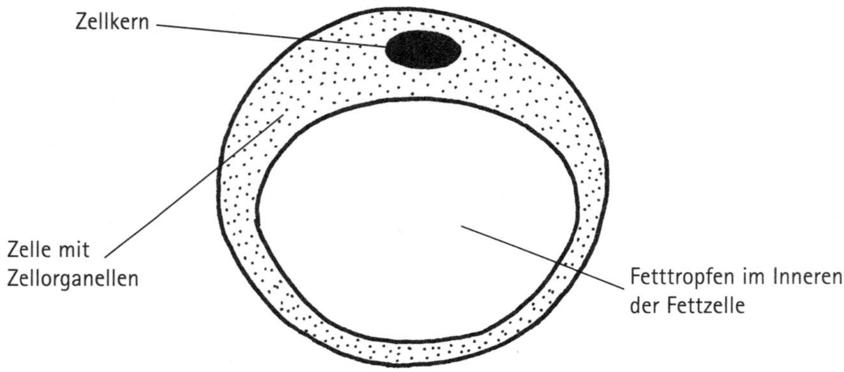

Fettzelle

Der Körper braucht Fett

Etwa 15 kg Fett trägt ein gesunder und etwa 70 kg schwerer Mensch mit sich herum. Die Natur hat es so eingerichtet, dass beim Mann lediglich 15 bis 20 Prozent des Körpergewichts aus Fettgewebe besteht, bei der Frau hingegen etwa 20 bis 25 Prozent des Körpergewichts in Form von Fett auf die Waage kommt. Dieses Fett legt unser Körper in zwei verschiedenen Fettspeichern an: zum einen im Unterhautfettgewebe, zum anderen intramuskulär. Und es hat mehrere Funktionen: es ist Energiereservoir, Hormondepot und Kälteschutz.

Fett ist ein idealer Energiespeicher. Für die Einlagerung einer bestimmten Energiemenge wird bei Fett viel weniger Raum benötigt als bei Kohlenhydraten oder Eiweiß. Beispielsweise enthalten 15 kg Fett ungefähr genauso viel Energie wie 150 kg Kohlenhydrate! Würden wir also nicht Fettpölsterchen, sondern Zuckerpolster mit uns herumtragen, wäre jede Bewegung unglaublich anstrengend. Auch Vögel könnten mit Energiespeichern aus Zucker nie in die Lüfte abheben.

Um den Stoffwechsel aufrechtzuerhalten und für alle lebenswichtigen Vorgänge, z.B. für das Atmen, benötigt der menschliche Organismus Energie. Der Bedarf ist in Ruhe natürlich geringer, als dies bei schwerer körperlicher Arbeit der Fall ist. Wenn wir unserem Körper durch die Nahrung nun mehr Energie zuführen, als wir für den Stoffwechsel benötigen, speichert er diese in Form von Fett als „stille Reserve". Geschieht dies über einen längeren Zeitraum, nehmen wir zu. Andererseits nehmen wir natürlich ab, wenn wir durch körperliche Belastungen mehr verbrauchen, als wir dem Organismus zugeführt haben.

Fettzellen sind aber nicht nur Energiespeicher, sie sind auch für den Aufbau von Botenstoffen für den Stoffwechsel von Bedeutung. Nach den Wechseljahren ist das Fettgewebe der Frauen das einzige Organ, das noch körpereigene Östrogene speichern und bei Bedarf wieder freisetzen kann. Diese Stoffe vermindern z.B. das Risiko für Herz-Kreislauf-Erkrankungen und Osteoporose.

Fett abbauen und Muskeln aufbauen

So wichtig das Fett für den Körper auch ist – zu viel davon schadet ihm. Denn Übergewicht und Adipositas (Fettleibigkeit) erhöhen wesentlich das Risiko für Herzerkrankungen, Diabetes, Bluthochdruck und Schlaganfall. Dabei ist nicht allein das Körpergewicht entscheidend, sondern auch das Verhältnis von Körperfett zu Muskelmasse. Der Body-Mass-Index (BMI) bietet eine gute Orientierungshilfe und ist mit folgender Formel einfach zu errechnen:

$$\frac{\text{Körpergewicht (kg)}}{\text{Körpergröße (m)} \times \text{Körpergröße (m)}}$$

Bei normalgewichtigen Personen liegt der BMI-Wert zwischen 18,5 und 24,9. Ab einem Wert von 30,0 spricht man von Adipositas (Fettleibigkeit).

Nach Meinung von Ernährungsphysiologen beeinflusst jedoch nicht nur das Körpergewicht, sondern auch die Fettverteilung im Körper das Risiko für Herz-Kreislauf-Erkrankungen. Fettpölsterchen im Hüftbereich, die zu einer birnenförmigen Körperform führen, sind demnach nicht so risikoreich wie eine apfelförmige Körperform, die bei einem „Bierbauch" auftritt.

Unabhängig davon, wie viel Fett und wo wir es mit uns herumtragen, hat ein höherer Muskelanteil am Gesamtkörpergewicht den Vorteil, dass man selbst in Ruhephasen mehr Kalorien verbraucht. Da Muskeln aber schwerer sind als Fett, kann es sein, dass man mit der Zeit an Gewicht zu- statt abnimmt, wenn man Fett ab- und Muskeln aufbaut. Moderne Körperfettwaagen ermitteln nicht nur das Gewicht, sondern zeigen auch an, ob der Fettanteil schmilzt.

Wie reduziert CLA Körperfett?

CLA steigert die Fettverbrennung, indem es die körpereigene Thermogenese erhöht. Unter Thermogenese versteht man das Wärmebildevermögen des Körpers, das heißt, man setzt mehr Energie in Form von Wärme um. Diese Energie stammt dabei ausschließlich aus Fettsäuren; es werden nur Körperfettdepots und keine Muskeln oder Kohlenhydratspeicher angegriffen und im wahrsten Sinne des Wortes verbrannt.

Mehrere Untersuchungen mit normalgewichtigen, übergewichtigen und adipösen Personen weisen darauf hin, dass CLA auf physiologische Weise durch das Einwirken auf das

Enzymsystem die Einlagerung von Fett in die Fettzellen blockiert. Der genaue Mechanismus ist noch nicht geklärt. Man weiß jedoch, dass die Lipoproteinlipase (LPL) ein wichtiges Enzym ist, das die Aufnahme von Fettsäuren in Zellen regelt. Nach einer Mahlzeit nimmt die LPL-Aktivität unter dem Einfluss von Insulin zu. Es wird mehr Fett in die Zellen eingeschleust und der Fettaufbau gefördert. CLA wirkt diesem Fettaufbau entgegen, indem es dazu beiträgt, den Insulinspiegel niedrig zu halten.

Außerdem ist bekannt, dass die Hormone Adrenalin und Noradrenalin die Mobilisierung von Körperfett unterstützen. Insulin hingegen hemmt den Abbau von Fett. Bei einem hohen Insulinspiegel wird nur wenig Fett aus den Fettzellen freigesetzt und vom Körper verwertet. Ein niedriger Insulinspiegel erleichtert die Körperfettmobilisierung und so den Fettabbau.

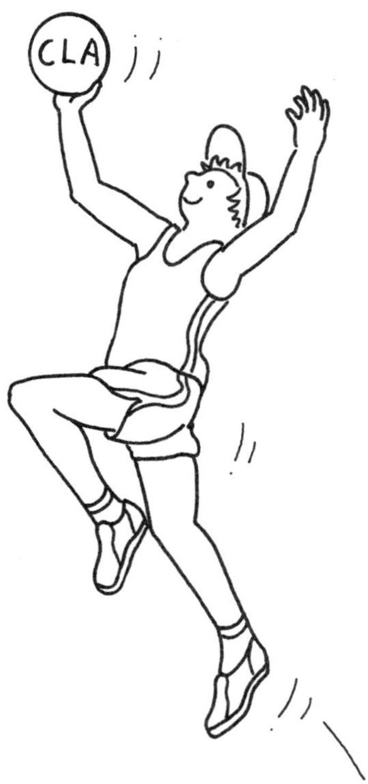

Gleichzeitig wird die Fettverbrennung in den Muskelzellen erhöht, da unter dem Einfluss von CLA mehr Fett freigesetzt wird und die Mitochondrien so auch mehr davon verbrennen können. Diese Mechanismen könnten auch dazu beitragen, den für viele Diäten typischen Jo-Jo-Effekt zu verhindern.

In einer Untersuchung der Universität Maastricht mit 54 übergewichtigen Personen wurde überprüft, ob CLA dabei hilft, das neue Gewicht nach einer Diät zu halten (Kamphuis 2003). Nach einer dreiwöchigen Diät erhielt eine Teilnehmergruppe über einen Zeitraum von 13 Wochen CLA in einer Konzentration von 1,8 g pro Tag. Nach Beendigung der Studie hatten alle Studienteilnehmer wieder etwas zugenommen, allerdings hatten die Personen in der CLA-Gruppe weniger Fett „angesetzt", dafür mehr Muskelmasse aufgebaut. Dieses Ergebnis stützt andere Beobachtungen, die darauf hinweisen, dass CLA zu einer ausgeglichenen Energiebilanz beitragen und damit den Gewichtserhalt unterstützen kann.

Norwegische Wissenschaftler stellten in einer Studie mit 180 leicht übergewichtigen Patienten fest, dass bei einer täglichen Dosis von 3,4 g CLA der Körperfettgehalt um 10 Prozent vermindert und gleichzeitig die Muskelmasse um 2 Prozent erhöht werden kann (Smedman 2001). Im gleichen Jahr veröffentlichte eine Gruppe schwedischer Wissenschaftler die Ergebnisse einer Untersuchung zur Wirkung von CLA auf die Fettleibigkeit bei Menschen (Riserus 2001). In einem Zeitraum von vier Wochen erhielten 24 Männer im Alter zwischen 39 und 64 Jahren täglich 4,2 g CLA oder ein Plazebo. Keiner der teilnehmenden Männer hatte Herzprobleme oder Typ-2-Diabetes; sie litten jedoch unter Übergewicht und zeigten Anzeichen des Stoffwechselsyndroms (Metabolisches Syndrom). Dabei handelt es sich um eine Gruppe von Symptomen, z.B. Übergewicht, hohe Cholesterin- und Triglyzeridwerte, hoher Blutdruck und hohe Blutzuckerwerte, die in ihrer Gesamtheit ein hohes Risiko für koronare Herzkrankheiten und Arteriosklerose darstellen. Auch hier wurde bei den Teilnehmern, die CLA als Nahrungsergänzung erhalten hatten, ein deutlicher Rückgang des Körperfettanteils und im Gegenzug ein Anstieg der Muskelmasse festgestellt. Dies stimmte überein mit Beobachtungen an gesunden Menschen, die nach einer CLA-Aufnahme ebenfalls verringerte Körperfettanteile aufwiesen (Zambell 2000).

CLA-Präparate werden in zwei verschiedenen Formen angeboten: als Triacylglycerol und als freie Fettsäure. Wissenschaftler wollten nun überprüfen, ob in Neutralfette (Triacylglyceride) eingebundene CLA die gleiche Wirkung zeigt wie die freie Fettsäure. Dazu wurden 180 übergewichtige Studienteilnehmer nach dem Zufallsprinzip in drei Gruppen eingeteilt. Die erste Gruppe erhielt CLA in Form einer freien Fettsäure, die zweite Gruppe als Triacylglycerol und die dritte Gruppe erhielt ein Plazebo. Die Teilnehmer wurden angewiesen, ihren Lebensstil während der Studiendauer von einem Jahr nicht zu verändern und die üblichen Essgewohnheiten beizubehalten, da das Ergebnis nicht durch eine vermehrte sportliche Aktivität oder eine fettreduzierte Ernährung beeinflusst werden sollte. Nach Ablauf der Studie konnte eine deutlich geringere Körperfettmasse bei beiden CLA-Gruppen gegenüber der Plazebo-Gruppe nachgewiesen werden. Die zwei CLA-Formen waren dabei gleichermaßen effizient und konnten bei den Teilnehmern jeweils eine Körperfettreduktion von etwa 2 kg bewirken. Da nur wenige Teilnehmer die Studie frühzeitig abbrachen, konnten die Wissenschaftler auf eine gute und unbedenkliche Verträglichkeit von CLA schließen (Gaullier 2004).

CLA „feuert" die Fettverbrennung an

Der positive Einfluss von CLA ist auf die Anregung des Fettstoffwechsels zurückzuführen (Park 1997). Um die Fettreserven im Körper abzubauen, z. B. um Fett bei der Muskelarbeit zu verbrennen, sind vier Zwischenschritte erforderlich: Als Erstes müssen die im Körperfett gespeicherten Fettmoleküle in freies Glyzerin und freie Fettsäuren gespalten werden. Diese Mobilisierung wird durch die Hormone Adrenalin und Noradrenalin gefördert, während sie durch Insulin gehemmt wird. Anschließend gelangen die freien Fettsäuren in die Blutbahn und von dort zur Muskulatur oder in die Leber. Im Muskel werden die freien Fettsäuren zu den Mitochondrien transportiert, den „Kraftwerken" der

Zellen, in denen der Abbau zu Kohlendioxid und Wasser stattfindet. Die essenziellen Abbauwege, die Beta-Oxidation und der so genannte Citratzyklus, werden für die Verwertung von Fetten und Kohlenhydraten genutzt. Sie liefern die Energie für die Muskelarbeit und für alle lebenswichtigen Vorgänge im Körper.

Wichtige körpereigene Helfer bei diesen Vorgängen sind die Enzyme, da sie den Ablauf aller physiologischen Reaktionen erleichtern. CLA unterstützt die Enzyme bei ihren Aufgaben und leistet damit einen wichtigen Beitrag zu Gewichtsmanagement und Muskelaufbau des Körpers.

CLA, Cholesterin und Arteriosklerose

Da CLA den Fettstoffwechsel unterstützt, ist es nicht verwunderlich, dass dadurch auch die Cholesterinkonzentrationen im Körper positiv beeinflusst werden. Zu hohe Cholesterinwerte sind ein wesentlicher Risikofaktor für Arteriosklerose, Herzinfarkt und Schlaganfälle. Doch Cholesterin hat im Organismus auch wichtige Funktionen.

Die Aufgaben von Cholesterin im Körper

Cholesterin kommt in allen Organen des menschlichen Körpers und in allen tierischen Fetten vor. Beispielsweise besteht die Hülle unserer Nervenzellen im Gehirn zu großen Teilen aus Cholesterin. Weiterhin ist Cholesterin als Grundsubstanz für die Bildung der so genannten Steroidhormone sehr wichtig. Diese Hormone sind an der Regulation des Salz- und Wasserhaushaltes beteiligt und spielen auch als Sexualhormone eine wichtige Rolle. Außerdem stellt Cholesterin die Ausgangssubstanz für den Aufbau von Vitamin D dar, das wiederum die Aufnahme von Kalzium über den Dünndarm fördert. Kalzium ist ein Mineralstoff, der für den Knochenaufbau und für Muskelbewegungen benötigt wird. Auch bei der Synthese von Gallensalzen in der Leber ist Cholesterin ein wichtiger Baustein. Doch nicht nur Gallensalze werden dort gebildet, sondern auch Cholesterin – so dass auf diese Weise der menschliche Organismus seinen Bedarf nahezu selbst decken könnte. Da aber in unserer Ernährung meist reichlich Cholesterin vorhanden ist, muss der Körper weniger davon aufbauen. Viele Menschen nehmen unbewusst sogar zu viel Cholesterin auf, so dass es ausgeschieden oder aber im Organismus gelagert wird. Und genau hierin liegt die Gefahr!

Die Ablagerung von überschüssigem Cholesterin im Körper

erfolgt in den Blutgefäßen, wo spezielle Eiweiße, die so genannten Lipoproteine, für den Cholesterintransport sorgen. Von diesen Proteinen gibt es mehrere Typen: Die Lipoproteine mit geringer Dichte (Low Density Lipoproteins, LDL) transportieren Cholesterin zu den Körperzellen und können es in den Blutgefäßen ablagern. Dies hat ihnen auch die Bezeichnung „böse“ Lipoproteine eingetragen. Die Lipoproteine höherer Dichte (High Densitiy Lipoproteins, HDL) binden das Cholesterin jedoch und transportieren es aus dem Gewebe zurück in die Leber. Daher werden sie auch „gute“ Lipoproteine genannt. Das von HDL gebundene Cholesterin wird in der Leber unter anderem in Gallensalze eingebaut, die zum Teil über die Verdauung ausgeschieden werden. Auf diese Weise wirkt die Leber der unerwünschten Anreicherung von Cholesterin entgegen.

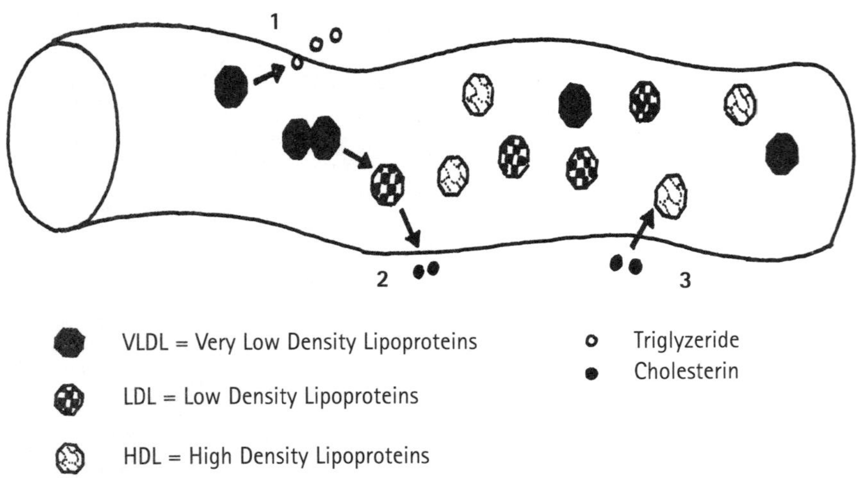

1: Nach Entladen von Triglyzeridbausteinen verwandeln sich VLDL über eine Zwischenstufe in LDL.
2: LDL versorgen Zellen im ganzen Körper mit Cholesterin.
3: HDL können überschüssiges Cholesterin aus den Zellen aufnehmen und aus den Ablagerungen in den Arterienwänden abziehen.

Risiko: erhöhte Cholesterinwerte

Unsere Nahrung enthält viele Fette und natürlich auch Cholesterin, das ausschließlich in Produkten tierischen Ursprungs, wie Eigelb, Schnitzel, Leber oder in fettem Käse oder Milch, zu finden ist. Cholesterin gelangt, wie auch die anderen Nahrungsfette, über die Darmzellen in das Blut und in den ganzen Körper. Das Cholesterin aus der Nahrung, aber auch erbliche Faktoren, können den Cholesterinspiegel wesentlich erhöhen, wobei dies besonders durch die Aufnahme von gesättigten Fettsäuren (die z. B. in den oben genannten Produkten vorkommen), begünstigt wird. CLA hingegen ist eine mehrfach ungesättigte Fettsäure, die den Cholesterinspiegel positiv beeinflussen kann.

Ab welcher Höhe der Cholesterinspiegel als *zu* hoch gilt, ist auch von Begleiterkrankungen und anderen Risikofaktoren, z. B. Rauchen und Übergewicht, abhängig. Experten haben sich international darauf verständigt, dass der Gesamtcholesterinwert 190 Milligramm pro Deziliter Blut nicht übersteigen sollte. Der LDL-Wert sollte dabei möglichst unter 130 mg/dl (3,4 mmol/l) und der HDL-Wert über 40 mg/dl (1,0 mmol/l) liegen.

Richtlinien für LDL-Cholesterin

	Risiko	LDL-Zielwert
bei bestehenden koronaren Herzkrankheiten (KHK) oder Diabetes	hoch	< 100 mg/dl < 2,6 mmol/l
keine KHK, zwei Risikofaktoren* und mehr	mittel	< 130 mg/dl < 3,4 mmol/l
keine KHK, ein oder kein Risikofaktor*	niedrig	< 160 mg/dl < 4,1 mmol/l

* Risikofaktoren: Rauchen, Bluthochdruck, familiäre Disposition, Alter (> 55 Jahren bei Frauen, > 45 Jahren bei Männern); Quelle: NCEP (2001)

Erhöhte Cholesterinwerte sind deshalb so gesundheitsschädlich, weil sie neben hohem Blutdruck als Hauptrisikofaktor für die Schädigung der Blutgefäße und die Entwicklung von Arteriosklerose gelten. Bei Bluthochdruck kann die normalerweise glatte Innenwand (das Endothel) der Gefäße durch den ständig hohen Druck verletzt werden. An der Wunde in der Gefäßinnenwand lagern sich dann weiße Blutkörperchen, Cholesterin, Fettsäuren, Eiweißfasern und Blutplättchen ab. Das Cholesterin wird vor allem von den weißen Blutplättchen in die Gefäßwände transportiert und bildet dort den Hauptbestandteil der Ablagerungen, die zusätzlich noch verkalken können. Mit solchen Verkrustungen können die Wände der Blutgefäße von innen regelrecht gepflastert sein. Dieses Phänomen wird auch als Arteriosklerose bezeichnet.

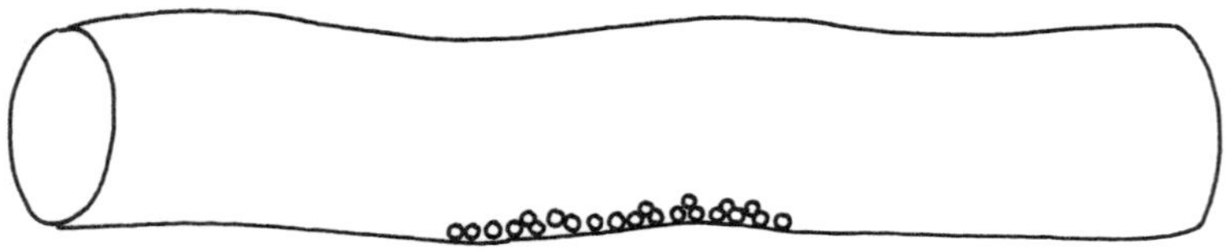

Beginnende Arteriosklerose mit Cholesterin- und Fettablagerung

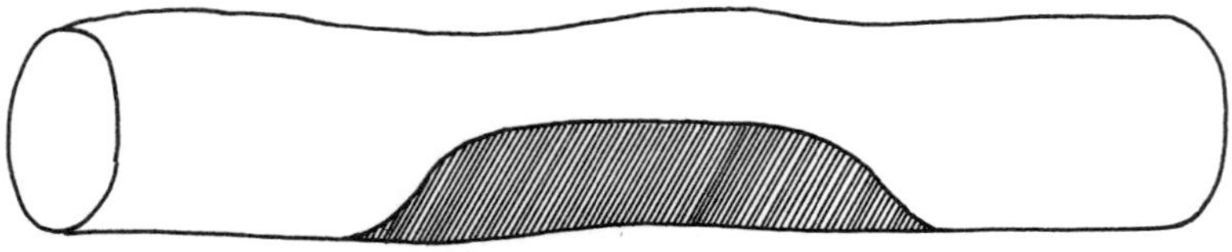

Weitere Gefäßverengung durch zusätzliche Ablagerungen

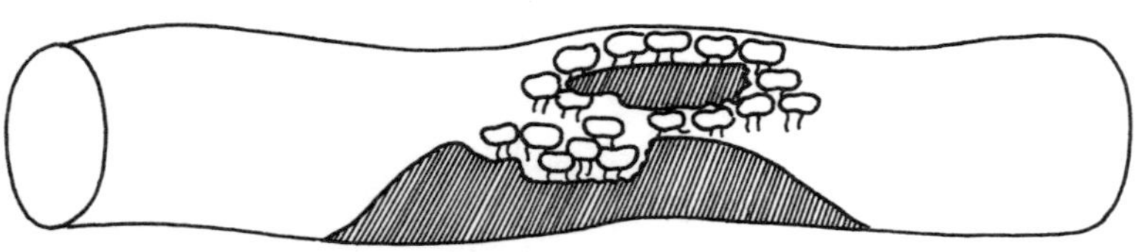

Gefäßverschluss durch abgerissene Plaquefetzen mit Blutkörperchen und Fibrinfäden

Wenn arteriosklerotische Ablagerungen, so genannte Plaques, durch den hohen Blutdruck aufgerissen werden, können sie sich von den Gefäßwänden ablösen, mit dem Blutstrom mitgerissen werden und engere Blutgefäße verstopfen. Sind die Verstopfungen (so genannte Thrombosen) im Bereich des Herzens lokalisiert, führt dies zum Absterben der nicht mehr durchbluteten Teile des Herzmuskels – es kommt zum Herzinfarkt. Im Gehirn kann ein verstopftes Blutgefäß zum Schlaganfall führen.

Die Wirkung von CLA auf Cholesterinwerte und Arteriosklerose

Bei Mäusen, Ratten, Kaninchen, Hühnern, Hamstern und anderen Tieren wurde zuerst beobachtet, dass CLA die Konzentration der im Blut zirkulierenden Fette, z.B. Cholesterin, und damit das Arterioskleroserisiko beeinflusst (Lee 1994). CLA konnte bei diesen Tieren bewirken, dass weniger gefährliche Ablagerungen in den arteriellen Gefäßen auftraten und es dadurch zu einem bemerkenswerten Rückgang von arteriosklerotischen Schädigungen kam (PDR for Nutritional Supplements 2001; Stangl 2000). Weitere Untersuchungen zur Wirkung von CLA gegen die Thrombosebildung zeigten, dass ein Gemisch der beiden CLA-Isomere *cis 9, trans 11* und *cis 10, trans 12* im Vergleich zu Linolsäure eine deutliche Verminderung der Thrombozytenverklumpung erzielt (Truitt 1999). Vergleichende Untersuchungen beim Menschen zeigten jedoch bei einer täglichen Aufnahme von 3,9 g CLA über einen Zeitraum von 63 Tagen keine Auswirkungen. Eine Ursache hierfür könnte der zu kurze Zeitraum der CLA-Aufnahme sein (Benito 2001). Auch ein anderer Wissenschaftler kam zu einer ähnlichen Schlussfolgerung: „Auf Grund der aufgezeigten Ergebnisse kann derzeit eine antiatherogene Wirkung von CLA beim Menschen nicht erwartet werden.“ (Kraft 2001).

Allerdings waren bei diesem Resümee noch nicht die Ergebnisse des Forschers Gavino aus dem Jahre 2000 berücksichtigt. In dieser Studie wurden von zwölf Kaninchen, die eine fett- und cholesterinreiche Kost erhielten, sechs Tiere zusätzlich mit CLA gefüttert, um den Einfluss auf den Cholesterinstoffwechsel zu untersuchen. Bei diesen sechs Tieren wurden signifikant erniedrigte Cholesterin- und Triglyzeridwerte festgestellt. Bei weiteren Untersuchungen wurden an der Aorta auch deutlich geringere Ablagerungen gefunden als bei der Vergleichsgruppe ohne CLA-Supplementierung. Auch der Gehalt an LDL-Cholesterin fiel in der CLA-Gruppe deutlich niedriger aus (Gavino 2000).

In einer Veröffentlichung der Universität Halifax, Kanada, wurde bestätigt, dass sich CLA auf den Fettstoffwechsel in der Leber positiv auswirken kann. Erste Studien an gesunden Personen haben gezeigt, dass die Supplementierung mit *cis 10, trans 12-CLA* über acht Wochen das Verhältnis von LDL zu HDL positiv beeinflussen kann und gleichzeitig das Verhältnis von Gesamtcholesterin zu HDL-Cholesterin mit *cis 9, trans 11-CLA* reduziert wird (Tricon 2004).

Allerdings muss an dieser Stelle unbedingt darauf hingewiesen werden, dass weitere Untersuchungen erforderlich sind, um die potenziellen gesundheitsfördernden Wirkungen von CLA bei Menschen zu erfassen (McLeod 2004).

Natürlich erhofft man sich von weiteren Studien mit CLA noch mehr positive Ergebnisse – Lipidsenkung, Beeinflussung des Cholesterinstoffwechsels und Schutz vor arteriosklerotischen Schädigungen –, um CLA als wichtiges Instrument im Kampf gegen Herzattacken und Schlaganfälle nutzen zu können.

CLA und Diabetes

In zahlreichen Untersuchungen zu den Wirkungen von CLA wurde der positive Einfluss auf die Körperzusammensetzung sowie auf den Cholesterinstoffwechsel bestätigt. Allerdings basieren viele dieser Ergebnisse auf Untersuchungen an Tieren. Derzeit forschen Wissenschaftler in der ganzen Welt an den weiteren Auswirkungen von CLA auf den menschlichen Organismus. Nach neueren Erkenntnissen hilft CLA beim Menschen zum Beispiel auch Altersdiabetes (Typ-2-Diabetes) vorzubeugen und den Zuckergehalt zu normalisieren.

CLA: ein Modell mit Zukunft

Erste Hinweise auf den Einfluss von CLA bei Zuckerkrankheit (Diabetes mellitus) wurden in einem Tiermodell gewonnen (Houseknecht et al. 1998). Untersuchungen an Ratten zeigten, dass unter dem Einfluss von CLA der gestörte Zuckerstoffwechsel sowie die überhöhte Insulinproduktion normalisiert werden konnten. Das heißt, die Tiere konnten das Blut im Zucker besser verwerten und die zu hohe Produktion von Insulin wieder verringern. Der Grund für diese positive Wirkung von CLA könnte eine Insulin-Sensibilisierung sein. Die Zellen werden wieder für das Hormon sensibel und sind bei erhöhten Blutzuckerwerten für die Glukose aufnahmebereit. In einer weitergehenden Studie wurde gezeigt, dass dieser Effekt auf das Isomer *cis 10, trans 12-CLA* zurückzuführen ist (Ryder et al. 2001).

Auswirkungen auf den menschlichen Zuckerstoffwechsel

Dass CLA auch bei Typ-2-Diabetikern den Zucker- und Fettstoffwechsel positiv beeinflusst, das wurde erstmalig in einer Untersuchung der Purdue Universität in den USA nachgewiesen. Die Teilnehmer erhielten 6 g CLA pro Tag über einen Zeitraum von acht Wochen. Im Vergleich zur Kontrollgruppe wiesen 64 Prozent der CLA-Gruppe bei Versuchsende geringere Triglyzerid-Werte sowie erhöhte Insulin-Mengen auf (Stratmann 2001).

Eigentlich sind erhöhte Insulin-Werte für den Körper nicht gut – das gilt aber nur für die Frühformen der Diabetes! Bei lang andauernder Zuckerkrankheit sind die Langerhans'schen Zellen der Bauchspeicheldrüse durch den ständig erhöhten Insulinbedarf jedoch schon so stark beansprucht, dass sie, bildlich gesprochen, erschöpft aufgeben. Am Ende der Erkrankung muss der Patient dann regelmäßig Insulin injizieren, weil der Körper kaum noch zur Eigensynthese fähig ist. Dies erklärt, warum erhöhte, vom Körper selbst produzierte Insulin-Mengen hier von Vorteil sind.

Eine Untersuchung an zwei Krankenhäusern in Dublin überprüfte die Wirkung einer CLA-Nahrungsergänzung auf den Glukose- und Insulinstoffwechsel sowie den Fettstoffwechsel bei Personen mit Typ-2-Diabetes, die noch kein Insulin injizieren mussten. 32 Studienteilnehmer wurden in zwei Gruppen eingeteilt. Die Teilnehmer der Testgruppe erhielten über 8 Wochen 3 g CLA pro Tag, die Kontrollgruppe bekam Plazebo. Die deutlichen Ergebnisse erstaunten sogar die Wissenschaftler: Das Präparat verminderte die Blutzucker-Konzentration um 6,3 Prozent (Moloney 2004). Diese Beobachtung geht einher mit der bereits beschriebenen Insulin-Sensibilisierung, die bei Diabetes so bedeutsam ist. Denn bei Diabetikern reagieren die Körperzellen nicht mehr adäquat auf das wichtige Hormon Insulin, das in der Bauchspeicheldrüse gebildet wird.

Insulin: ein Schlüsselhormon im Zuckerstoffwechsel

Normalerweise sorgt Insulin dafür, dass Glukose aus dem Blut in die Zellen eingeschleust werden kann. Wenn viel Zucker im Blut vorhanden ist, z.B. nach einer Mahlzeit, steigt der Insulinspiegel im Körper und die Zellen nehmen die Glukose auf. Die Folge: Der Zuckerspiegel im Blut sinkt wieder. Bei einer Glukosekonzentration unter dem Normalbereich von 60 mg Blutzucker pro dl Blut steuert der Körper gegen. Die Insulinproduktion in der Bauchspeicheldrüse wird eingestellt und zusätzlich übernehmen die den Blutzucker erhöhenden Hormone, wie Glukagon, das Regime. Dann kommt es zu einem Abbau der Blutzuckerreserven in bestimmten Organen, z.B. in Leber, Nieren und Muskeln, und es kann sogar in der Leber Glukose neu gebildet werden. Dadurch steigt der Blutzuckerspiegel wieder an. Das fein aufeinander abgestimmte Zusammenspiel der verschiedenen Hormone bewirkt, dass die Konzentration von Glukose im Blut immer annähernd gleich ist.

Glukose: die kleinste Zucker-/Energieeinheit im Körper

Glukose ist der kleinste Baustein der Kohlenhydrate. Während andere Körperzellen, z.B. Muskelzellen, Fettmoleküle als Energiebrennstoff nutzen, brauchen Gehirn- und Nervenzellen Glukose, um ihre Funktionen erfüllen zu können. Sie wird in den Mitochondrien blitzschnell abgebaut und stellt somit sofort, z.B. bei Stress und in Gefahrensituationen, den wichtigen Zellen Energie zur Verfügung.

Ganz wichtig: Glukose bei Stress

Weil Glukose für Gehirn- und Nervenzellen immer sofort verfügbar sein muss, werden Kohlenhydrate im Magen und Darm viel schneller als Fette abgebaut. Süßes oder helle Mehlprodukte geben ihre Glukose im Darm sofort frei, das Blut wird innerhalb weniger Minuten mit wertvollem Blutzucker angereichert. Da freuen sich die Nerven! Doch der Effekt hält nicht lange an. Denn die Bauchspeicheldrüse reagiert auf den erhöhten Blutzuckerspiegel sofort mit vermehrter Insulinproduktion, wodurch die Glukosemoleküle rasch in die Körperzellen eingebaut werden. Die Folge: Der Blutzuckerspiegel sinkt – meist auf einen noch tieferen Wert als zuvor. Bei gestressten Menschen, die oft zu einem Schokoriegel oder anderen Süßigkeiten greifen, kann der Blutzuckerwert sogar dauerhaft auf einem so niedrigen Niveau bleiben, weil die Insulinproduktion immer auf Hochtouren läuft. Das heißt, die Glukose-Schleusen in den Zellen sind immer geöffnet. Die Betroffenen sind dann geistig und körperlich weniger leistungsfähig und selbst geringen Stressanforderungen nicht mehr gewachsen. Außerdem steigt bei Stress die oxidative Belastung, die wiederum das Risiko für weitere Schäden im Körper erhöht.

Diabetes mellitus: eine Volkskrankheit des 21. Jahrhunderts

Bei Diabetes mellitus ist das Zusammenspiel der Blutzucker steigernden und abbauenden Hormone gestört. In den westlichen Industrieländern belegt diese Volkskrankheit in der Rangliste der größten Gesundheitsbedrohungen einen der vordersten Plätze. Schätzungen zufolge leiden derzeit weltweit etwa 150 Millionen Patienten – fünfmal mehr als vor zehn Jahren – an Diabetes. Bis zum Jahr 2025 erwarten Experten eine Verdoppelung auf 300 Millionen Patienten (Gröber 2003).

Man unterscheidet zwischen Typ-1-Diabetes, mit ungenügender Insulinproduktion, und Typ-2-Diabetes (Altersdiabetes), mit verminderter Insulinwirkung. In beiden Fällen ist der Blutzuckerspiegel erhöht, weil die Zellen nicht ausreichend Glukose aus dem Blut aufnehmen. Schätzungsweise 90 Prozent aller Diabetiker leiden unter Altersdiabetes. Wobei diese Bezeichnung die Erkrankung nicht mehr richtig charakterisiert, denn die Zahl der jüngeren Typ-2-Diabetiker nimmt deutlich zu. Während bisher Menschen zwischen dem 50. und 60. Lebensjahr am häufigsten von Typ-2-Diabetes betroffen waren, tritt die Erkrankung mittlerweile immer häufiger bereits vor dem 40. Lebensjahr, mitunter sogar schon im Kindes- und Jugendalter auf. Es ist davon auszugehen, dass auf jeden bekannten ein unentdeckter Typ-2-Diabetiker kommt.

Wenn Insulin „schwach" wird

Bei den Betroffenen sind die Körperzellen für die Wirkung des Hormons Insulin nicht mehr ausreichend empfänglich. Mediziner nennen das „Insulinresistenz". Genau hier scheint die Wirkung von CLA anzusetzen: Wenn die Zellen unter dem Einfluss von CLA wieder „sensibel" für Insulin werden, muss der Körper nicht mehr so viel davon produzieren, um den Blutzuckerspiegel zu regulieren.

Allerdings bleibt eine Insulinresistenz in den meisten Fällen lange Zeit unbemerkt, denn die Betroffenen haben keine Schmerzen oder andere Symptome. Im Gegenteil, die Bauchspeicheldrüse versucht die mangelnde Insulinsensitivität der Zellen durch eine erhöhte Insulinproduktion auszugleichen, so dass der Blutzuckerspiegel zunächst im Normalbereich bleibt. Irgendwann kann der Mehrbedarf jedoch nicht mehr gedeckt werden und der Blutzuckerspiegel steigt an. Insulinresistenz gilt als eigenständiger und unabhängiger Risikofaktor für Herz-Kreislauf-Erkrankungen bei Typ-2-Diabetikern.

Eine Folge der Insulinresistenz ist außerdem, dass in die Zellen nicht mehr genügend Glukose eingeschleust wird. Ein Teufelskreis wird dadurch in Gang gesetzt. Denn wenn die Zellen an die Leber zurückmelden, dass sie über zu wenig Glukose verfügen, bildet diese noch mehr Blutzucker. Aber auch dadurch können die Körperzellen nicht mehr Glukose aufnehmen. Im Gegenteil – lediglich der Blutzuckerspiegel steigt an und schon wird wieder mehr Insulin produziert. Zum anderen wird bei Diabetes-Erkrankungen Fett abgebaut. Das hört sich zwar positiv an, doch die Folgen für den Organismus sind eher schädlich. Denn die einzelnen Fettbestandteile, wie Fettsäuren oder Triglyzeride, werden in der Leber in die bereits erwähnten schädlichen LDL-Proteine gepackt. Diese tragen wiederum dazu bei, dass sich in den Arterien Ablagerungen bilden und arteriosklerotische Gefäßveränderungen auftreten.

Diabetes und seine Folgen

Bei Diabetikern sind nicht nur die großen, zum Herz führenden Gefäße betroffen, sondern häufig auch die kleinen Gefäße in den Nieren und Augen. Die diabetische Nephropathie (Niereninsuffizienz) und Augenerkrankungen treten auf. Weiterhin ist die Funktion der Nervenzellen durch den Zuckerüberschuss im Blut gestört: es kommt zu Taubheitsgefühlen, Kribbeln in Armen und Beinen oder Störungen des Tastsinns.

Aufgrund der herabgesetzten Schmerzwahrnehmung infolge der diabetisch bedingten Nervenschäden (Neuropathie) bleiben z. B. Verletzungen am Fuß durch einen Fremdkörper unbemerkt. Aus einer solchen schmerzlosen Verletzung kann sich sogar ein Geschwür (Ulcus) entwickeln; schuld daran ist auch die verminderte Durchblutung aufgrund von Gefäßschäden. Außerdem führt die gestörte Funktionsfähigkeit der weißen Blutkörperchen dazu, dass sich das Geschwür leichter entzündet und sich die Infektion ausbreitet (Reglin 2003).

Die hohe Infektionsanfälligkeit bei Diabetikern ist ein typisches Symptom der Erkrankung. Denn auch das Immunsystem wird von der Zuckerkrankheit in Mitleidenschaft gezogen. In dem Kapitel *CLA und das Immunsystem* (vgl. S. 51) wird darauf näher eingegangen.

CLA: viele Einflussmöglichkeiten – ein Ziel

Eine andere Möglichkeit, Diabetes mellitus durch CLA zu beeinflussen, stellt die bereits beschriebene Verminderung der Körperfettmasse dar. Schließlich sind über 80 Prozent der Typ-2-Diabetiker übergewichtig. Zwei Drittel dieser Patienten könnten allein durch eine konsequente Ernährungsumstellung und eine Reduktion des Fettgewebes effektiv behandelt werden. Wer sein Körpergewicht normalisiert, kann Fettstoffwechselstörungen, Insulinresistenz und Bluthochdruck auf beeindruckende Weise entgegenwirken. Der Blutdruck beispielsweise sinkt pro Kilogramm reduziertes Körpergewicht um 0,5 bis 1 mmHg (Millimeter Quecksilbersäule, die traditionelle Maßeinheit für Blutdruck).

Eine Gewichtsabnahme durch langfristige Kalorienreduktion, bewusste Ernährung und regelmäßige körperliche Bewegung ist daher das primäre Behandlungsziel beim Stoffwechselsyndrom (Metabolisches Syndrom) und bei Typ-2-Diabetes. Bei der Ernährungsumstellung ist darauf zu achten, dass der Energiebedarf zum Großteil aus komplexen, d.h. zusammengesetzten Kohlenhydraten, wie sie in Getreide und Kartoffeln vorkommen, und aus ungesättigten Fettsäuren, wie CLA, gedeckt wird. Die Insulinsensitivität wird außerdem durch einen vergleichsweise hohen Anteil an mehrfach ungesättigten Fettsäuren, z.B. Omega-3-Fettsäuren aus Pflanzenmargarine und Fisch, gefördert.

Neben der Ernährungs- und Bewegungstherapie kann der gezielte Einsatz von Antioxidantien sowie von Nährstoffen, die den Fettstoffwechsel regulieren, die Stoffwechselstörungen bei Typ-2-Diabetikern deutlich verbessern und das Risiko für Herz-Kreislauf-Erkrankungen vermindern. Denn oxidativer Stress, Bluthochdruck und Fettstoffwechselstörungen schädigen die Blutgefäße und vermindern die Elastizität von Arterien und Venen (Gröber 2003).

CLA zur Abwehr freier Radikale

Die Forschung auf dem Gebiet der so genannten freien Radikale und ihrer Gegenspieler, der Antioxidantien, hat in den vergangenen zwei Jahrzehnten zu vielen neuen Erkenntnissen geführt, die für die Diagnose und Behandlung zahlreicher chronischer Erkrankungen von Bedeutung sind.

So wird in zahlreichen Veröffentlichungen auf den Einfluss von freien Radikalen bei der Krankheitsentstehung und im Verlauf von Arteriosklerose, Rheuma und Krebs hingewiesen. Die Ergebnisse der intensiven Forschungsarbeiten dokumentieren, dass freie Radikale im Entzündungsgeschehen, bei Immunerkrankungen und sogar im Alterungsprozess eine bedeutsame Rolle spielen.

Was sind freie Radikale und wie entstehen sie?

Normalerweise kreisen um den Kern eines Atoms immer Elektronenpaare auf verschiedenen Bahnen. Wenn durch Strahlung, chemische Stoffe, Atmung oder andere Prozesse eines dieser Elektronen aus der Bahn gerissen wird, sucht das verbleibende Elektron bildlich gesprochen ganz dringend einen neuen Partner. Das heißt, es wird sehr reaktionsfreudig und entreißt unter Umständen einem anderen Molekül ein Elektron – eine Kettenreaktion wird in Gang gesetzt. Freie Radikale verändern z.B. die Struktur von Fettsäuren, Eiweißen und anderen zelleigenen Substanzen und schädigen so empfindliche Bestandteile der Zellen. Sogar Veränderungen (Mutationen) in der Erbsubstanz (DNA) können dadurch herbeigeführt werden.

Im Laufe des Lebens summieren sich diese so genannten oxidativen Schädigungen und verursachen Krankheiten. Jedes Gewebe und jedes Organ des Körpers kann davon betroffen sein.

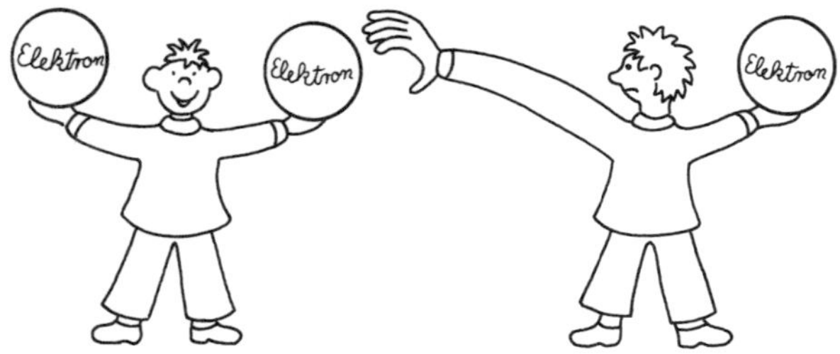

Freie Radikale auf der Suche nach einem Elektron

Die am häufigsten anzutreffenden freien Radikale sind die Sauerstoffradikale, die als Nebenprodukt des Stoffwechsels in allen Zellen gebildet werden. Denn drei bis zehn Prozent des eingesetzten Sauerstoffs in den Mitochondrien werden nicht vollständig zu Wasser umgebaut. Stattdessen bilden sich radikale Formen des Sauerstoffs. Schon in den Mitochondrien wird der Großteil dieser Radikale wieder unschädlich gemacht, der Rest gelangt jedoch in die Zellflüssigkeit. Dort reagieren die Sauerstoffradikale mit anderen Substanzen, z.B. mit den gesättigten Fettsäuren in den Membranen, und können die Zelle sogar so weit schädigen, dass sie abstirbt.

Dem Körper steht gegen diese Angreifer jedoch eine ganze Armee gut funktionierender Radikalenfänger – die Antioxidantien – zur Verfügung. Das können Enzyme oder Substanzen sein, z.B. Selen, die das Gewebe im Kampf gegen die schädlichen Stoffwechselprodukte unterstützen. Die Enzyme brauchen ernährungsbedingte Kofaktoren, wie Kupfer und Zink, damit sie richtig funktionieren können. Als eigenständige, nicht-enzymatische Radikalenfänger arbeiten bestimmte Vitamine, wie Vitamin E und C, sowie Karotinoide. Sie sind überall im Körper zu finden und schützen die empfindlichen Strukturen vor oxidativen Schädigungen, z.B. die Netzhaut im Auge. Erstaunlich ist, dass selbst vermeintlich sinnlose Abbauprodukte des menschlichen Körpers antioxidativ wirken können: Harnsäure fängt z.B. in den Räumen zwischen den Zellen (im Extrazellulärraum) freie Radikale ab und verhindert somit, dass die Zellmembranen von außen angegriffen werden. Bilirubin (ein Abbauprodukt des roten Blutfarbstoffs Hämoglobin) hemmt die Fettoxidation und trägt damit auch zum Schutz der Zellmembranen bei.

Radikaler Angriff bei Arteriosklerose und Diabetes

Der körpereigene Schutzwall gegen freie Radikale kann jedoch durchbrochen werden, z.B. im Krankheitsfall. Ein Beispiel dafür ist die Arteriosklerose. Man geht davon aus, dass mehrfach ungesättigte Fettsäuren in den Fetten der LDL-Partikel von freien Radikalen angegriffen und oxidiert werden. Das fördert wiederum den Aufbau atherogener Plaques, die eine zusätzliche Schädigung der Blutgefäße zur Folge haben. Die Fürsprecher der so genannten „Response-to-injury“-Hypothese sind der Überzeugung, dass nach einer Verletzung des Endothels oder bei einer Funktionsstörung der Gefäßinnenwand eine Kaskade verschiedener Reaktionen angestoßen wird, die zur Entstehung atherosklerotischer Plaques führt. Die gegenwärtige Behandlung von Herz- und Gefäß-Erkrankungen konzentriert sich jedoch aus medizinischer Sicht auf die Höhe der Cholesterin- oder der LDL-Werte. Die erhebliche Konzentration von freien Radikalen, die nach Ansicht einiger Wissenschaftler die Wurzel des Problems darstellen können, bleibt hingegen weit gehend unberücksichtigt. Auf Basis dieser Überlegungen wurden Untersuchungen durchgeführt, die dokumentieren, dass Antioxidantien einen schützenden Effekt bei Arteriosklerose haben (Diaz 1997).

Freie Radikale scheinen auch bei Diabetes eine wichtige Rolle zu spielen. So wurde bei Diabetikern eine stark verringerte Aktivität der Enzyme Glutathionperoxidase und Superoxiddismutase gefunden. Das sind beides Enzyme, die wesentlich zur Abwehr freier Radikale beitragen (Leman 1998).

Wenn die antioxidativen Mechanismen geschwächt sind und die Konzentration freier Radikale ansteigt, gerät der Körper unter oxidativen Stress, der eine zentrale Rolle bei der Entstehung von Diabetesfolgeerkrankungen einnimmt.

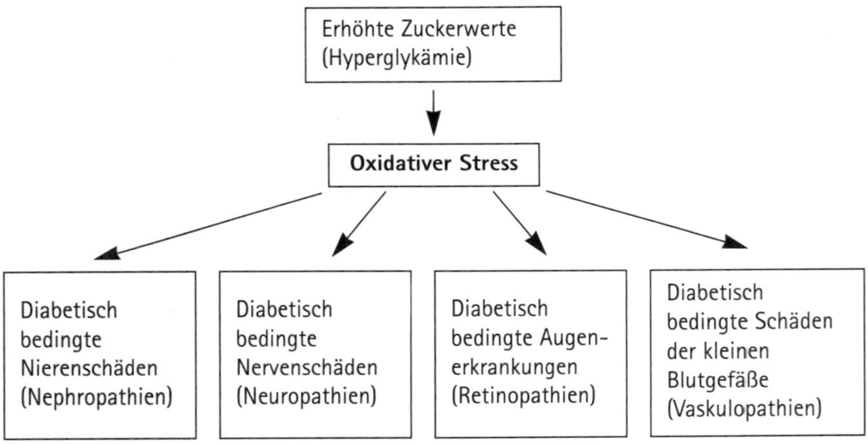

(nach: Gröber 2003)

Antioxidative Substanzen in der Nahrung, z.B. Vitamin A, C und E, Karotionoide und Mineralstoffe wie Selen und Zink, unterstützen den Körper bei der Abwehr freier Radikale. Aber auch konjugierte Linolsäuren zeigten in verschiedenen Versuchsansätzen eine antioxidative Wirkung (Decker 1995; van den Berg 1995).

CLA und Krebs

Ernährung und Gesundheit stehen in engem Zusammenhang. So wie naturbelassene Lebensmittel oder fleischarme Ernährungsweisen mit gesundheitsfördernden Wirkungen verbunden werden, so ist bekannt, dass eine vitamin- und ballaststoffarme Ernährung das Risiko für bestimmte Krankheiten erhöhen kann. Eine dieser Erkrankungen ist Krebs.

Es ist nicht von der Hand zu weisen, dass unter dem Einfluss von Ernährung und Lebensführung das Risiko für die Entstehung bestimmter Krebsarten steigt. Beispielsweise besteht bei der Kombination von Alkohol und Rauchen sowie einer ballaststoffarmen Ernährung ganz gewiss ein erhöhtes Krebsrisiko, z.B. für Lungen- und Darmkrebs. Jedoch ist die Entstehung und das Wachstum von Tumoren nicht allein ernährungsabhängig, sondern ein komplizierter und vielschichtiger Prozess. Bei den Krankheitsursachen spielen Umweltverschmutzung, Arbeitsplatzbedingungen, Strahlung, Mikroorganismen und Vererbung eine Rolle. Darauf hat der einzelne Mensch nur wenig Einfluss, aber der Lebensstil und die Ernährung können bewusst verändert werden.

Die positive Beeinflussung einer schon bestehenden Tumorerkrankung durch Ernährungsumstellung konnte allerdings bisher nicht nachgewiesen werden. Aber es ist bestimmt sinnvoll, eine gezielte medizinische Behandlung durch eine bestmögliche Ernährung, mit vielen Vitaminen, Mineralstoffen, Ballaststoffen und weiteren essenziellen Mikronährstoffen, zu unterstützen.

Wenn auch die Zusammenhänge zwischen Ernährungsgewohnheiten und Krebs noch in vielen Bereichen ungeklärt sind, beschäftigen sich viele Untersuchungen bereits mit dieser Fragestellung. In diesem Zusammenhang wurde auch das Interesse für CLA geweckt.

Wirkung der CLA auf Krebszellen

Seit der Entdeckung des Krebs hemmenden Potenzials von CLA in Tierversuchen durch die wissenschaftliche Arbeitsgruppe von Michael Patrizia sind über die physiologischen Wirkungen von CLA in vitro (im Reagenzglas durchgeführt) und in Tiermodellen zahlreiche Studien veröffentlicht worden.

In verschiedenen Untersuchungen mit Hilfe von Tumormodellen und Zellsystemen konnte die antikarzinogene Wirkung von konjugierter Linolsäure bestätigt werden. Nicht konjugierte Linolsäure hingegen zeigt keine vergleichbaren, sondern sogar entgegengesetzte Effekte. In-vitro-Untersuchungen zeigten, dass CLA auf menschliche Brustkrebszellen zytotoxisch (zellvergiftend) wirkt und die Wucherung bösartiger Hautgeschwüre (Melanome) und Darmkrebszellen bei Menschen unterdrückt. In Tierversuchen wurde unter dem Einfluss von CLA nicht nur das Wachstum von Zellen, sondern die Entwicklung von ganzen Tumoren effektiv gehemmt, z.B. von Hauttumoren und Vormagenkrebs bei Mäusen und Brustdrüsenkrebs bei Ratten. Außerdem scheint der Verabreichungszeitpunkt für die Nachhaltigkeit der Wirkung von entscheidender Bedeutung zu sein. Wird CLA schon vor der Krebs auslösenden Chemikalie verabreicht, verläuft die Tumorentwicklung mit zunehmender CLA-Konzentration langsamer und die Zahl der Tumore ist geringer (Stratmann 2001).

Die Ergebnisse weisen nicht nur auf das Krebs hemmende Potenzial von CLA in verschiedenen Krebsstadien hin, sondern auch auf die positive Wirkung auf das Immunsystem und die Arteriosklerose-Entwicklung. Nach den ersten hoffnungsvollen Studienergebnissen in Tiermodellen mussten die Erwartungen in die CLA jedoch nach klinischen Untersuchungen deutlich zurückgeschraubt werden, denn die Effekte im Menschen waren nicht vorhanden oder viel schwächer ausgeprägt als erwartet.

Diese Ergebnisse minderten aber nicht das wissenschaftliche Interesse an der Substanz, im Gegenteil: Es wurden und werden nach wie vor intensive Untersuchungen durchgeführt, um die Wirkweise und Einsatzmöglichkeiten von CLA bei Krebserkrankungen herauszufinden.

Neue Erkenntnisse mit Zelluntersuchungen und Tiermodellen

Eine große Anzahl der Forschungsarbeiten beschäftigt sich mit den Auswirkungen einer CLA-Gabe bei künstlich ausgelöstem Hautkrebs, Dickdarm- und Magenkrebs sowie auf die Tumorbildung bei Prostatakrebs. Untersuchungen an Ratten und Mäusen zeigten bei einer dosisabhängigen Diät mit CLA (0,5 Prozent, 1 Prozent und 1,5 Prozent des Futters) eine verminderte Tumorbildung (Belury 1995; Whigham 2000). Abhängig von den CLA-Konzentrationen verringerte sich die Tumorhäufigkeit um 17 Prozent, 42 Prozent und 50 Prozent.

Die Arbeitsgruppe des Wissenschaftlers Dr. Clement Ip stellte 1997 in Tierversuchen eine Verminderung der Brustkrebsbildung durch die Gabe von CLA fest, unabhängig davon, ob CLA als freie Fettsäure vorlag oder in Neutralfetten eingebunden war. Neuere Untersuchungen belegen, dass CLA sowohl das Wachstum als auch die Differenzierung von Epithelzellen hemmt, die die Umhüllung von Geweben bilden. Diese Epithelzellen können zu Krebszellen verändert werden und bilden dann Wucherungen, die immer weiter wachsen. Auch bei in-vitro-Untersuchungen mit menschlichen Zellen konnte durch den Zusatz von CLA eine Hemmung des unkontrollierten Zellwachstums beobachtet werden (Durgam 1997). Darüber hinaus hemmten konjugierte Linolsäuren die Umwandlung der im Tabak enthaltenen und Krebs erregenden Nitrosamine zu Krebs erregenden Stoffwechselprodukten in der Lunge (Smith 1995).

Mittlerweile konnte in Laboruntersuchungen auch die Teilung menschlicher Krebszellen mit nahezu physiologischen, d. h. mithilfe gezielter Ernährung erreichbaren, CLA-Dosen unterbunden werden.

Unterschiedliche Bewertung von CLA

Obwohl der Beweis einer antikarzinogenen Wirkung natürlicher CLA am Menschen noch nicht erbracht ist, wird in den Vereinigten Staaten bereits darüber nachgedacht, wie der CLA-Gehalt von Milch und Fleisch durch geeignete Fütterungs- und Verarbeitungstechniken erhöht werden kann (O'Shea 1998). In seiner Veröffentlichung schrieb Michael Patrizia (Übers. d. Autorin): „Nur wenige Krebs hemmende Substanzen, so genannte Antikarzinogene, aber keine der derzeit bekannten Fettsäuren, sind so effektiv wie CLA bei der Hemmung der Krebsentwicklung in den Versuchsmodellen." (Williams 1997).

In Europa sieht man die Ergebnisse nicht mit ganz so großer Zuversicht. Zwar scheinen verschiedene Hinweise auf den Einfluss von CLA auf das Krebsgeschehen viel versprechend. Dennoch gibt es bisher keine Untersuchungen, die eine Krebs hemmende Wirkung von CLA am Menschen belegen. Im Gegenteil, nach jüngeren Ergebnissen unterscheidet sich der CLA-Gehalt im Fettgewebe von Frauen mit Brustkrebs nicht von dem gesunder Frauen (Kraft 2001).

Aufgrund dieser unterschiedlichen Ergebnisse kann eine objektive Bewertung der Wirkung von CLA auf Krebszellen erst nach Durchführung weiterer Untersuchungen in den folgenden Jahren erwartet werden.

CLA und das Immunsystem

Das Immunsystem des Körpers ist der Hüter unserer Gesundheit. Es setzt sich aus mehreren Komponenten zusammen, die Hand in Hand arbeiten. Ziel ist es, Angreifer von außen abzuwehren, z.B. Krankheitserreger und Fremdstoffe, sowie die Ausbreitung von Bakterien und Viren zu verhindern. Darüber hinaus arbeitet das Immunsystem als körpereigene Gesundheitspolizei, da es krankhaft veränderte Zellen erkennen und beseitigen kann.

Um diese wichtigen Aufgaben zu erfüllen, ist das hochkomplexe und sensible Netzwerk „Immunsystem" über den gesamten Organismus verteilt. In das Netzwerk integriert sind Organe, z.B. Knochenmark, Thymus, Milz, Mandeln und Lymphknoten, sowie spezielle Blutzellen.

Insgesamt wehrt sich der Körper mit ungefähr 100 Milliarden Immunzellen gegen Fremdstoffe, feindliche Bakterien, Viren und Pilze. Täglich werden durchschnittlich ein halbes Pfund neuer Immunstoffe aufgebaut, um unseren Körper zu verteidigen und Schäden zu heilen. Das Abwehrsystem funktioniert aber nur, wenn alle nötigen Nährstoffe zur Verfügung stehen, beispielsweise Eiweiße, Vitamine und Fette. Daher ist es nicht verwunderlich, dass sich Fettdepots in der Nähe der Organe des Immunsystems, wie Milz und Lymphknoten, befinden, die im Bedarfsfall rasch aktiviert werden und Baustoffe liefern können. Die Fettsäuren aus den Speichern werden, neben anderen Bausteinen, benötigt, um daraus beispielsweise Zellmembranen und Antikörper für die vielen Immunzellen aufzubauen, die bei einer Immunreaktion beteiligt sind. Prinzipiell arbeitet das Immunsystem mit zwei verschiedenen Strategien, die sich gegenseitig ergänzen:

1. die unspezifische, angeborene Abwehr
2. die spezifische, erworbene Abwehr.

Die unspezifische, angeborene Abwehr

Dieser Abwehrmechanismus ist jedem Menschen von Geburt an mitgegeben. Die zwei wichtigsten Verteidigungswerkzeuge des unspezifischen Abwehrsystems sind die Fress- und natürlichen Killerzellen. Wenn Viren oder Bakterien in den Körper eindringen, werden diese Abwehrzellen aktiv. Sie identifizieren den Erreger, nehmen die fremde Zelle in sich auf und zerstören sie.

Die spezifische, erworbene Abwehr

Manchmal können Eindringlinge aufgrund geschickter Tarnung nicht sofort als gefährliche Fremdzellen erkannt werden. Dann wird das spezifische Immunsystem aktiv. Die Abwehrzellen des spezifischen Immunsystems sind beispielsweise die B- und T-Lymphozyten. Die B-Zellen können Erreger mit speziellen Eiweißstoffen (Antikörpern) markieren und so für die Fress- und natürlichen Killerzellen kenntlich machen. Vom Lymphsystem werden verschiedene Antikörper gebildet und ins Blut abgegeben. Der Körper hat zuvor durch Infektionen gelernt, welche artfremden Eiweiße, Gifte und Mikroorganismen für den Körper gefährlich sind. Einmal als Eindringlinge klassifizierte Substanzen werden daher immer wieder erkannt und sehr rasch unschädlich gemacht. Grundlage dafür ist die so genannte Antigen-Antikörper-Reaktion, bei der der Fremdstoff das Antigen ist und von passenden Antikörpern als solcher markiert wird.

Von den T-Zellen gibt es im Körper verschiedene Typen. Die T-Helferzellen unterstützen die B-Zellen. Die T-Killerzellen hingegen vernichten, wie auch die natürlichen Killerzellen, Viren oder Tumorzellen.

Das passiert bei einer Verletzung

Schon bei einer einfachen Schürfwunde dringen Unmengen von Bakterien in den Körper ein. Durch den Kontakt mit Blut werden sie rasch von den B-Lymphozyten erkannt, die fortlaufend in der Blutbahn auf der Suche nach Eindringlingen unterwegs sind. Um die rasante Ausbreitung der Krankheitserreger zu verhindern, die mit dem Schmutz in die oberen Hautschichten gelangen, wird sofort eine Kaskade von Abwehrreaktionen angestoßen. T-Zellen des Immunsystems, gleichsam die Ortspolizei des Gewebes, entdecken die Eindringlinge und signalisieren an die restlichen Zellen des Immunsystems höchste Alarmbereitschaft. Botenstoffe werden freigesetzt, die dazu dienen, weitere Immunzellen anzulocken. Andere Substanzen wirken am Ort der Verletzung auf die Epithelzellen der Gefäßwände ein; so bleiben die herbeigelockten Abwehrzellen dort kleben und können dann ins verletzte Gewebe einwandern. Schon bald ist an dieser Stelle eine hohe Konzentration von Immunzellen festzustellen. Diese zerstören die eingedrungenen Erreger und beseitigen zugleich das beschädigte Gewebe. Zum Schluss werden noch einmal Botenstoffe freigesetzt, die das Wachstum neuer, gesunder Gewebezellen einleiten.

Während der Immunabwehr treten die typischen Kennzeichen einer Entzündung auf. Die verletzte Stelle wird vermehrt durchblutet, es kommt zur typischen Rötung, Schwellung und Überwärmung. Gleichzeitig signalisieren die Nerven das Geschehen an das Gehirn und wir nehmen den Schmerz wahr.

Doch nicht nur bei einer Schürfwunde entsteht eine Entzündung. Auch bei Verletzungen im Inneren des Körpers, z.B. an den Gefäßwänden, arbeitet das Immunsystem nach dem beschriebenen Schema. Im Normalfall führt das nach einiger Zeit zur vollständigen Heilung. Bei manchen Erkrankungen, wie Arteriosklerose, Diabetes, Herzinfarkt, Rheuma oder Krebs, läuft der Entzündungsprozess jedoch immer weiter. Viele Fachleute sehen in der Entzündung einen zentralen Prozess chronischer Erkrankungen.

Dabei halten bestimmte Entzündungsbotenstoffe, die bei

einer Verletzung in der Signalkette des Immunsystems nützliche Helfer sind, den krankhaften Entzündungsprozess aufrecht. Die Bildung dieser Botenstoffe, z. B. Prostaglandine und Interleukine, wird von verschiedenen Faktoren beeinflusst. Beispielsweise wird bei einer hohen Konzentration freier Radikale im Körper die Produktion von Prostaglandin verstärkt. Denn viele freie Radikale sind ein Zeichen dafür, dass der Körper unter Stress steht – Stress, der beispielsweise durch einen Beinbruch ausgelöst wird. Dann ist die vermehrte Bildung von Entzündungsbotenstoffen für den Körper sinnvoll.

Jedoch steht auch bei Erkrankungen wie Diabetes, Krebs und Rheuma der Körper unter oxidativem Stress und die Konzentration freier Radikale ist erhöht. Doch da bei solchen chronischen (dauerhaften) Erkrankungen keine Heilung an den Körper signalisiert wird, bleibt die Prostaglandinkonzentration erhalten und damit die Entzündung im Gang.

Entzündungsbotenstoffe → Entzündung → Schmerz

Die Bildung dieser Entzündungsbotenstoffe kann durch bestimmte Fettsäuren, wie Arachidonsäure, verstärkt werden. Andere Fettsäuren, z. B. CLA, können die Bildung der Entzündungsvermittler einschränken und so die Entzündung verringern und auch Ihre Dauer verkürzen.

Arachidonsäure: Eine Fettsäure steht am Beginn der Entzündungskette

Entscheidend für die Ausprägung einer Entzündung sind die entzündungsfördernden Signalstoffe, die so genannten Entzündungsmediatoren. Diese hormonähnlichen Substanzen werden aus einer langen, mehrfach ungesättigten Fettsäure gebildet, der Arachidonsäure, die in Zellmembranen eingebaut ist. Durch das Enzym Phospholipase A, das unter dem Einfluss freier Radikale besonders aktiv ist, wird die Arachidonsäure aus den Membranen freigesetzt und zu Entzündungsmediatoren umgebaut. CLA hingegen senkt die Konzentration an freien Radikalen und verlangsamt so die Aktivität der Phospholipase A.

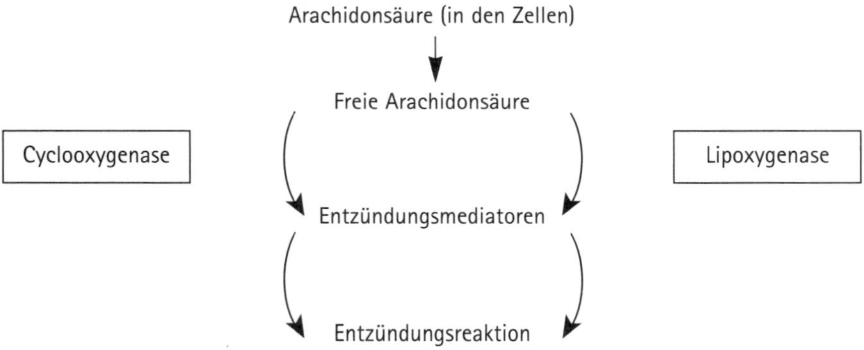

Die Arachidonsäure kann zu einem geringen Teil vom Körper selbst gebildet werden. Ausgangsstoff dafür ist die Linolsäure, die, wie die Arachidonsäure selbst, zu den Omega-6-Fettsäuren zählt. Hauptquellen der Arachidonsäure sind allerdings Lebensmittel tierischen Ursprungs, z.B. Fleisch, Wurst, Käse und Eier.

Für den Körper ist es einfacher, die in den tierischen Nahrungsmitteln im Überfluss vorhandene Arachidonsäure zur Herstellung der Entzündungsmediatoren zu verwenden. Darum kann mit einer Ernährung, die arm an Arachidonsäure ist, Einfluss auf das Entzündungsgeschehen genommen werden.

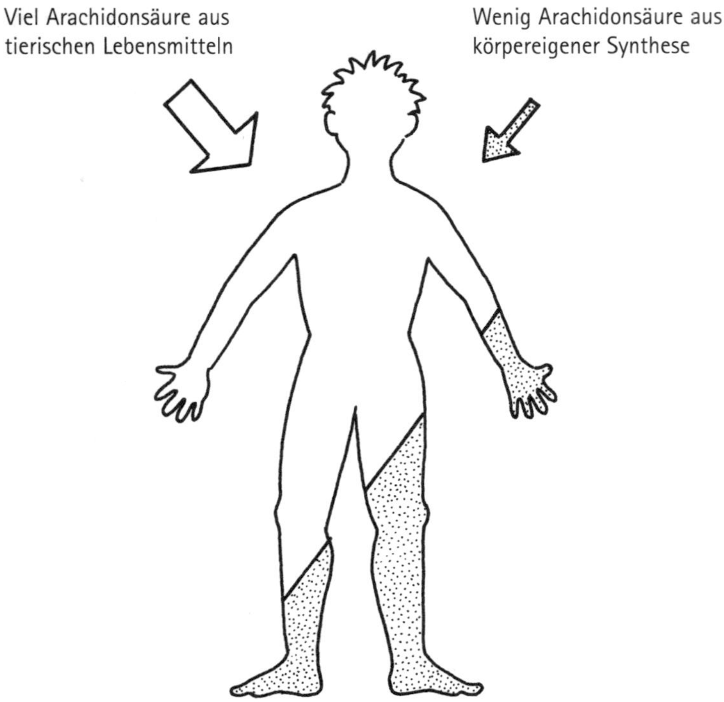

Der Einfluss von CLA auf Entzündungen im Körper

Das Entzündungsgeschehen im Körper kann nicht nur durch den weit gehenden Verzicht auf Fleisch und Wurstwaren beeinflusst werden. Die Natur hat der Arachidonsäure auch einige Gegenspieler zur Seite gestellt, z. B. die konjugierte Linolsäure, Omega-3-Fettsäuren und Antioxidantien.

Wenn viel CLA in tierischen Fetten, beispielsweise in Milchfett, enthalten ist, kann nicht so viel Arachidonsäure vom Körper aufgenommen werden. Außerdem sind sich die Strukturen von CLA und Arachidonsäure sehr ähnlich. Daher kann CLA auch von den Enzymen, die Arachidonsäure zu Entzündungsmediatoren umbauen, genutzt werden: Wenn CLA diese Enzyme besetzt, kann die Arachidonsäure nicht mehr zu entzündungsfördernden Botenstoffen umgebaut werden, die beiden Fettsäuren konkurrieren also miteinander um die Enzyme (Kraft 2001). In mehreren Untersuchungen wurde unter dem Einfluss von CLA eine verminderte Bildung von Prostaglandinen und Leukotrienen (Entzündungsbotenstoffe) festgestellt (Liu 1996).

So konnte beispielsweise durch die Gabe von CLA die Ausschüttung des Entzündungsbotenstoffs Prostaglandin E2 in Lunge, Luftröhre und Blase von Meerschweinchen um 35 bis 48 Prozent vermindert werden. Die Konzentration der Leukotriene – ebenso wichtige Entzündungsbotenstoffe – wurde sogar um 66 bis 76 Prozent reduziert (Wigham 1998).

Entzündungen und freie Radikale

Neben der Arachidonsäure sind die „freien Radikale“ ein weiterer wichtiger Faktor bei entzündlich-rheumatischen Erkrankungen. Die aggressiven Moleküle sind bei der Freisetzung der Arachidonsäure aus den Zellen beteiligt und können dadurch für ein Mehr an Entzündungsausgangsstoffen sorgen. Darüber hinaus verstärken freie Radikale die Umwandlung zu Entzündungsmediatoren.

Da CLA freie Radikale „abfangen“ kann, beeinflusst die wichtige Fettsäure auch auf diesem Weg die Entzündungsreaktion. Zahlreiche Untersuchungen belegen, dass bei chronisch-entzündlichen Erkrankungen die Konzentration freier Radikale erhöht ist und der Körper unter oxidativem Stress steht.

Antioxidantien, wie CLA, Vitamin E und C sowie Selen, sind die natürlichen Gegenspieler der freien Radikale, denn sie können diese aggressiven Stoffe neutralisieren und damit unschädlich machen. Durch die gute Versorgung mit Antioxidantien über die Ernährung können körpereigene Schutzmechanismen gestärkt und die Abwehr freier Radikale unterstützt werden.

Resümee

Die vielen Untersuchungen zur Wirkung von CLA zeigen das hohe Interesse der Wissenschaft an dieser außergewöhnlichen Fettsäure. Mittlerweile überlegt man sogar, ob es sinnvoll sein könnte, den CLA-Gehalt von Milch gentechnisch zu erhöhen. Diesem Vorhaben stehen aber viele Fachleute skeptisch gegenüber. Warum über aufwendige Prozesse den CLA-Gehalt in Lebensmitteln erhöhen, wenn schon durch eine ökologische und damit auch tiergerechte Haltung der CLA-Anteil deutlich gesteigert werden kann? Die gleiche Frage stellt sich auch bei künstlich hergestellten CLA-Präparaten.

Wie sinnvoll sind CLA-Präparate?

Die muskelaufbauende Wirkung von CLA möchten sich vor allem Kraftsportler und Bodybuilder zunutze machen, entsprechende Präparate sind bereits auf dem Markt erhältlich. Doch Ernährungswissenschaftler sind hier skeptisch, denn in den Pillen steckt meist aus Sonnenblumenöl hergestellte CLA. Professor Jahreis von der Universität Jena rät vom Verzehr ab: „Diese Präparate kann man im Augenblick nicht empfehlen, es wird noch daran gearbeitet, sie zu verbessern. Die, die momentan auf dem Markt sind, enthalten eine Vielzahl von CLA-Isomeren, von denen man noch nicht weiß, wie sie im Organismus wirken. Erst wenn entsprechende Untersuchungen durchgeführt worden sind, können auch wirklich Empfehlungen gegeben werden." (WDR, Service-Zeit 1999).

Für jeden, der gerne mehr CLA mit der Ernährung aufnehmen möchte, stehen Fleisch- und Milchprodukte aus ökologischer Haltung in großer Vielzahl zur Auswahl. Die folgende Übersicht zum CLA-Gehalt ausgewählter Lebensmittel bietet eine kleine Orientierung für den nächsten CLA-bewussten Einkaufszettel.

Ihre Einkaufshilfe

Lebensmittel	Gesamtgehalt an CLA (mg/g Fett)
Fleisch/Fisch	
Lamm	5,6
Rind	4,3
Kalb	2,7
Pute	2,5
Huhn	0,9
Schwein	0,6
Lachs	0,3
Käse	
Ricotta	5,6
Mozzarella	4,9
Hüttenkäse	4,5
Parmesan	3,0
Milchprodukte	
Bio-Frischmilch	bis zu 24
H-Milch	5,5
Butter	4,7
Sauerrahm	4,6
Naturjoghurt	4,8
Pflanzenöle	
Distelöl	0,7
Sonnenblumenöl	0,4
Erdnussöl	0,2
Olivenöl	0,2

(Quelle: Chin 1997)

Glossar

Adipositas: Fettleibigkeit

antiatherogen: die Gefäßverkalkung hemmend

antikarzinogen: Krebs hemmend

antimutagen: die Erbänderung (Mutation) hemmend

Arteriosklerose: Verengung und Verkalkung der Blutgefäße

Bioflavonoide: Pflanzeninhaltsstoffe

B-Zellen: Gruppe der weißen Blutkörperchen, die einen bestimmten Antikörpertyp produzieren

karzinogen: Krebs erregend

Cholesterin: Fettbaustein des Körpers

Diabetes mellitus: Zuckerkrankheit

Endothel: Innenwand der Blutgefäße

Epithelzellen: Deck-/Randzellen von Gewebe

Glukagon: Hormon, das einen Anstieg des Blutzuckers bewirkt

Glukosetoleranz: Die Fähigkeit Glukose aufzunehmen, ohne dass krankhafte Veränderungen der Blut- und Harnzuckerwerte auftreten

HDL-Cholesterin: mit HDL-Lipoproteinen transportiertes Cholesterin

in vitro: im Reagenzglas

Insulin: Hormon, das die Aufnahme von Blutzucker in Muskel- und Fettzellen bewirkt

Interleukine: Botenstoffe im Entzündungsgeschehen

Isomer: Chemische Verbindung, die trotz gleicher Anzahl und Art der Atome im Molekül durch eine andere Anordnung hinsichtlich ihrer chemischen und physikalischen Eigenschaften unterschiedlich ist

KHK: koronare Herzkrankheit

LDL-Cholesterin: mit LDL-Lipoproteinen transportiertes Cholesterin

Metabolisches Syndrom: Gemeinsames Auftreten bestimmter Symptome, insbesondere Übergewicht, erhöhte Blutfettwerte, Bluthochdruck und Insulinresistenz

Mitochondrium: Kraftwerk der Zelle, wichtig für Zellstoffwechsel und Zellatmung

Nephropathie, diabetische: Auftreten einer Arteriosklerose in den Blutgefäßen der Nieren

Plasma: Blutflüssigkeit

Plazebo: wirkstofffreies Scheinmedikament

prädiabetisch: vor Ausbruch der Diabetes-Erkrankung

Prostaglandine: Botenstoffe im Entzündungsgeschehen

Thrombose: Verschluss eines Blutgefäßes durch ein Blutgerinnsel

Triglyzeride: Neutralfette, aufgebaut aus einem Glyzerinmolekül und drei Fettsäuremolekülen

T-Zellen: Gruppe der weißen Blutkörperchen, die zum Immunsystem des Körpers gehören

Literatur

Belury, M. A., Kempa-Steczko, A.: „Conjugated linoleic acid modulates hepatic lipid composition in mice“, in: *Lipids* 32, 1997, S. 199–204

Belury, M. A. et al.: „Conjugated dienoic linoleate: a polyunsaturated fatty acid with unique chemoprotective properities“, in: *Nutr. Rev.* 53, 1995, S. 83–89

Belury, M. A. et al.: „Dietary conjugated linoleic acid induces peroxisome-specific enzyme accumulation and ornithine decarboxylase activity in mouse liver“, in: *J. Nutr. Biochem.* 8, 1997, S. 579–584

Benito, P., Nelson, G. J., Kelley, D. S. et al.: „The effect of conjugated lonoleic acid on platelet function, platelet fatty acid composition, and blood conjugation in humans“, in: *Lipids* 36, 2001, S. 221–227

Chin, S. F., Liu, W., Storkson, J. M. et al.: „Dietary sources of conjugated dienoic isomers of linoleic acid, a newly recognized class of anticarcinogens“, in: *J. Food. Compos. Anal.* 5, 1992, S. 185–187

Cunningham, D. C. et al.: „Proliferative responses of normal human mammary and MCF-7 breast cancer cells to linoleic acid, conjugated linoleic acid and eicosanoid synthesis inhibitors in culture“, in: *Anticancer. Res.* 17, 1997, S. 197–203

Decker, E. A.: „The role of phenolics, conjugated linoleic acid, carnosine, and pyrroloquinoline quinone as nonessential dietary antioxidants“, in: *Nutr. Rev.* 53, 1995, S. 49–58

Diaz, M. M. et al.: „Antioxidants and atherosclerosis heart disease“, in: *N. Engl. J. Med.* 337, 1997, S. 408–416

Durgam, V. R., Fernandes, G.: „The growth inhibitory effect of conjugated linoleic acid on MCF-7 cells is related to estrogen response system“, in: *Cancer Lett.* 116, 1997, 121–130

Gaullier J.-M. et al.: „Conjugated linoleic acid supplementation for 1 year reduces body fat mass in healthy overweight humans“, in: *Am. J. Clin. Nutr.* 79, 2004, S. 1118–25

Gavino, C. V. et al.: „An isomeric mixture of conjugated cinoleic acids but not pure cis-9, trans-11-octadecadienoic aci affects body weight gain and plasma lipids in Hamsters“, in: *J. Nutr.* 130, 2000, S. 27–29

Gröber, U.: „Altersdiabetes – Epidemie des 3. Jahrtausends“, in: *Zschr. Orthomol. Med.* 1, 2003, S. 6–10

Fritsche, J. et al.: „Amount of conjugated linoleic acid (CLA) in German foods and evaluation of daily intake“, in: *Zschr. Lebensm. Unters.-Forsch.* 206, 1998, S. 77–82

Ha, Y. L., Grimm, N. K., Patrizia, M. W.: „Anticarcinogens from fried ground beef: heataltered derivates of linoleic acid“, in: *Carcinogenesis* 8, 1987, S. 1881–1887

Houseknecht, K. L. et al.: „Dietary conjugated linoleic acid normalizes impaired glucose tolerance in the zucker diabetic fatty fa/fa rat“, in: *Biochem. Biophys. Res. Comm.* 50, 1998, S. 1097–1101

Ip, C. et al.: „Conjugated linoleic acid suppresses mammary carcinogenesis and proliferative activity of the mammary gland in the rat“, in: *Cancer Research* 54, 1994, S. 1212–1215

Ip, C., Lisk, D. J., Scimeca, J. A.: „Potential of food modification in cancer prevention“, in: *Cancer Research* (Suppl.) 54, 1994, S. 1957s–1959s

Ip, C. et al.: „Retention of conjugated linoleic acid in the mammary gland is associated with tumor inhibition during the post-initiation phase of carcinogenesis“, in: *Carcinogenesis* 18, 1997, S. 755–759

Ip, C., Scimeca, J. A.: „Conjugated linoleic acid and linoleic acid are distinctive modulators of mammary carcinogenesis“, in: *Nutr. Cancer* 27, 1997, S. 131–135

Kraft, J. et al.: „Konjugierte Linolsäuren: Genese und metabolische Wirkungen“, in: *Ern. Umschau* 48, 2001, S. 348–354

Kritchevsky, D. et al.: „Influence of conjugated linoleic acid (CLA) on establishment progression of atherosclerosis in rabbits“, in: *J. Am. Coll. Nutr.* 19/4, 2000, S. 472–477

Lee, K. N. et al.: „Conjugated linoleic acid and atherosclerosis in rabbits“, in: *Atherosclerosis* 108, 1994, S. 19–25

Leod, Mc R. S. et al.: „Conjugated linoleic acids, atherosclerosis, and hepativ very-low-density lipoprotein metabolism“, in: *Am. J. Clin. Nutr.* 79/6, 2004, S. 1169–1174

Moloney, F. et al.: „Conjugated linoleic acid supplementation, insulin sensitivity and lipoprotein metabolism in patients with type 2 diabetes mellitus“, in: *Am J. Clin. Nutr.* 80/4, 2004, S. 887–895

NCEP: „Expert Panel on Detection, Evaluation and Treatment of High Blood Cholesterin in Adults. Executive Summary of the third report of the National Cholesterol Education Programm“, in: *JAMA* 285, 2001, S. 2486–97

Nicolosi, R. J. et al.: „Dietary conjugated linoleic acid reduces plasma lipoproteins and early aortic atherosclerosis in hypercholesterolemic hamsters“, in: Artery 22, 1997, S. 266–277

O'Shea, M. et al.: „Conjugated linoleic acid in bovine milk fat: a food-based approach to cancer chemoprevention", in: *Trends in Food Science & Technology* 9, 1998, S. 192–196

Park, Y. et al.: „Effect of conjugated linoleic acid on body composition in mice", in: *Lipids* 32/8, 1997, S. 853–8

Patrizia, M. et al.: „Effects of temperature and time on mutagen formation in pan-fried Hamburger", in: *Cancer Letters* 7, 1979, S. 63–69

Hendler, S.: *PDR for Nutritional Supplements,* Montval: Medical Economics Company. Inc., 2001

Reglin, F.: „Immunologische Dysfunktion beim Diabetiker – Spielt ein Mangel an Aminosäuren eine Rolle?", in: *Zschr. Orthomol. Med.* 1, 2003, S. 11–13

Riserus, U. et al.: „Conjugated linoleic acid (CLA) reduced abdominal adipose tissue in obese middle-aged men wih signs of the metabolic syndrome: a randomized controlled trial", in: *Int. J. Obes.* 25, 2001, S. 1129–35

Ryder, R. et al.: „Isomer-specific antidiabetic properties of conjugated linoleic acid", in: *Diabetes* 50, 2001, S. 1149–1157

Shultz, T. D. et al.: „Inhibitory effect of conjugated dienoic derivatives of linoleic acid and β-carotene on the in vitro growth of human cancer cells", in: *Cancer Letters* 63, 1992, S. 125–133

Smith, T. J. et al.: „Activation of 4-(methylnitrosamino)-1-(3-pyridyl)-1-butanone (NNK) in human lung microsomes by cytochromes P450, lipoxygenase, and hydroperoxides", in: *Cancer Research* 55, 1995, S. 5566–5573

Stangl, G. I.: „Conjugated linoleic acids exhibit a strong fat-to-lean partitioning effect, reduce serum VLDL lipids and redistribute tissue lipids in food-restricted rats“, in: *J. Nutr.* 130, 2000, S. 1140–1146

Stratmann, B.: „Konjugierte Linolsäure: Bekannter Antitumorwirkstoff schützt auch vor Diabetes“, in: *Informationsdienst „Fleisch aus Deutschland“* 8, 2001, www.cma.de

Tricon, S. et al.: „Opposing effects of cis-9, trans-11 and trans-10, cis-12 conjugated linoleic acid on blood lipids in healthy humans“, in: *Am. J. Clin. Nutr.* 80/3, 2004, S. 614–620

Truitt, A., McNeill, G., Vanderhoek, J. Y.: „Antiplatelet effects of conjugated linoleic acid isomers“, in: *Biochem. Biophys. Acta* 1438, 1999, S. 239–246

van den Berg, J. J. et al.: „Reinvestigation of the antioxidant properties of conjugated linoleic acid“, in: *Lipids* 30, 1995, S. 599–605

Visonneau, S. et al.: „Conjugated linoleic acid suppresses the growth of human breast adenocarcinoma cells in SCID mice“, in: *Anticancer Res.* 17, 1997, S. 969–973

Wigham, L. D. et al.: „Conjugated linoleic acid: Implications for human health“, in: *Pharmacol. Res.* 42, 2000, S. 503–510

Zambell I. et al.: „Conjugated linoleic supplementation in humans: effecs on body composition and energy expenditure“, in: *Lipids* 35/7, 2000, S. 77–82

Internet-Quellen:

Leman, o. V.: „Freie Radikale und Antioxidantien – Ursache und Schlüssel zur Heilung vieler Krankheiten“, in: *http://www.gbu-net.de/antiox.htm* (Stand: Januar 2005)

WDR ServiceZeit: http://www.wdr.de/tv/service/kostprobe/kp_sarchiv/1999/07/12_3.html (Stand: Januar 2005)

Über die Autorin

Die Medizinjournalistin Marlies Schrons studierte Biologie mit Schwerpunkt Biochemie an der Universität Köln. Danach schloss sich eine mehrjährige Tätigkeit in renommierten Werbeagenturen als Texterin, Konzeptionerin und Kundenberaterin im Health Care-Bereich an. Die Berufserfahrungen aus dieser Zeit waren die Basis für ihre heutige freiberufliche Laufbahn. Als Fachtexterin für die Themen Gesundheitsvorsorge, Medizin und Natur werden schwerpunktmäßig Beiträge für Verbraucher- und Patientenschriften wie auch arztspezifische Informationsunterlagen erstellt. Das Spektrum umfasst unterschiedliche Medien, wie Broschüren, Autoren- und PR-Beiträge, Internet-Seiten, CD-Roms, Mailings und Fachartikel. Dabei legt die Autorin stets besonderes Augenmerk darauf, komplexe Themen einfach und verständlich aufzubereiten.

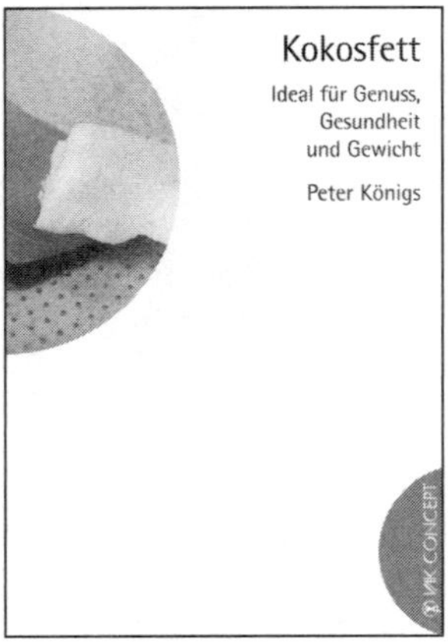

Peter Königs:

Kokosfett

Ideal für Genuss, Gesundheit und Gewicht

Fett ist nicht gleich Fett! Dieses Buch räumt mit dem Vorurteil auf, dass gesättigte Fettsäuren ungesund seien. Denn die Fettsäuren der Kokosnuss sind ausgesprochen gesund: Sie eignen sich nicht nur hervorragend für die Küche, da beim Erhitzen keine schädlichen Verbindungen entstehen, sondern stärken auch die Immunabwehr und bieten Pilzen, Bakterien und Viren Paroli. Das fette Plus der Kokosnuss: Es steigert den Grundumsatz und hilft so auch noch beim Abnehmen.
Mit praktischen Tipps für die Körperpflege und leckeren Rezepten für die Küche.
Reihe VAK CONCEPT
69 Seiten, 8 Cartoons, Paperback (15 x 21,5 cm)
ISBN 3-935767-23-4

Beth M. Ley Jacobs:

Kolostrum – die natürliche Nahrungsergänzung

Immunsystem, Gewichtsreduktion, Fitness

Diese Broschüre handelt von der Erst- oder Vormilch (Kolostrum), die kurz vor und (an den ersten 3 bis 5 Tagen) nach der Entbindung entsteht und vielfältige immunisierende Wirkungen hat. Diese Milch ist nicht nur lebenswichtig für Neugeborene. In Form eines Nahrungssupplements, das schonend aus der Erstmilch von Kühen hergestellt wird, kann Kolostrum auch bei Erwachsenen zahlreiche gesundheitsfördernde Wirkungen haben.

Reihe VAK CONCEPT
106 Seiten, Paperback (15 x 21,5 cm)
ISBN 3-932098-58-7

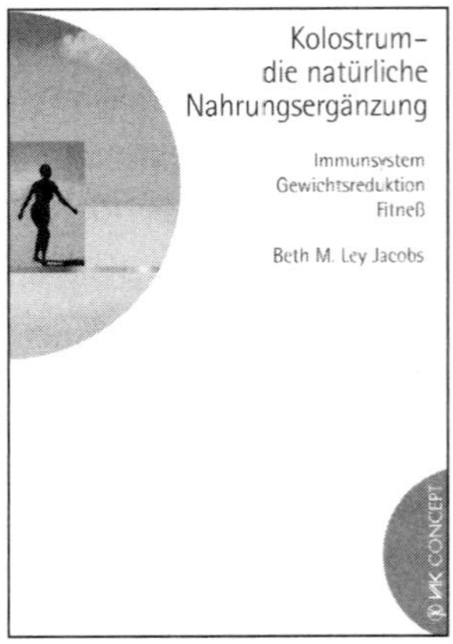

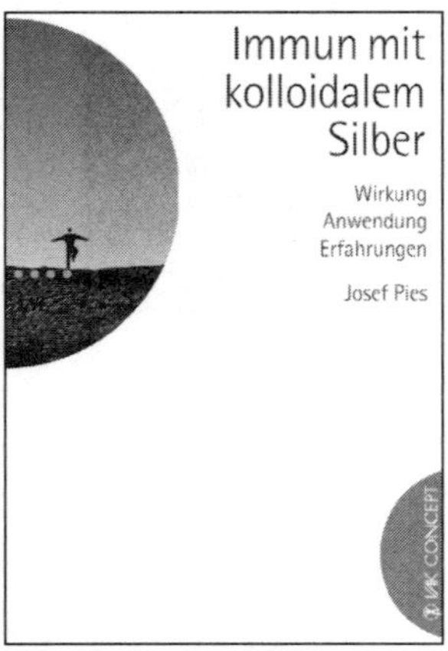

Josef Pies:

Immun mit kolloidalem Silber

Wirkung, Anwendung, Erfahrungen

Bis zum Beginn des 20. Jahrhunderts hatte kolloidales (besonders fein verteiltes) Silber eine große Bedeutung in der Medizin, denn bei Infektionen war und ist es eine echte Alternative zu Antibiotika. Nicht umsonst wird es auch als „Krankenhaus fürs Reisegepäck“ und als „zweites Immunsystem“ bezeichnet.
Dieser Ratgeber zeigt Wirkungen und Anwendungsmöglichkeiten des universellen Heilmittels auf. Mit zahlreichen Erfahrungsberichten und einem Extrateil zu häufig gestellten Fragen.
Aktualisierte und um 40 Seiten erweiterte Neuausgabe.

Reihe VAK CONCEPT
112 Seiten, 8 Abbildungen, Paperback (15 x 21,5 cm)
ISBN 3-935767-53-6

www.vakverlag.de • www.vakverlag.de • www.vakverlag.de